福建民国时期中医学校教材丛刊

——莆田国医专科学校卷·第六册

总主编　李灿东　苏友新
执行主编　陈　莘　王尊旺　陈建群

全国百佳图书出版单位
中国中医药出版社
·北　京·

本册目录

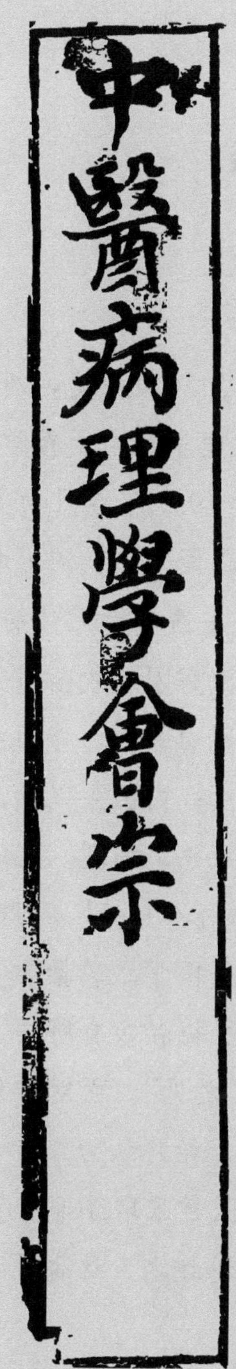
中醫病理學會宗

《中医病理学会宗》引言

《中医病理学会宗》为莆田国医专科学校教材之一，刘宝森编。刘宝森，字柏丞，时任莆田国医专科学校教导主任，兼授中医病理学。由于教学需要，他自编《中医病理学会宗》一书，经秦伯未校正后，于1937年5月由上海市中医书局出版。是书全一册，前有著者小影及当时贤达题词若干、沪上名医秦伯未之秦序、莆田国支馆馆长张琴之张序及著者自序。中医自古无“病理学”的说法，对这一概念的理解，刘氏宗秦伯未之说，释之为病因。故全书先论疾病之理解、次论疾病之原因，将原因分为内因、外因、不内外因。外因主以六淫，又增酵素、食物、温度、空气、电器、光线、寄生虫；内因主以七情，又增遗传、体质、年龄、性别、人种。最后介绍脏腑虚实寒热之病理。在编撰的基本理念上，秦伯未盛赞其“本古训而不拘泥，采新知而不狂悖”，刘氏本人亦对中外医学有较为深刻且公允的认识，书中专列《中外医学之较量》一节以论之，认为我国医学重气化，外国医学重形质，“我有所长者即有所短，西法亦自有特异之优长，正当藉为攻错之资，幸勿稍存门户之见”。面对中外医学之间的巨大差异，他并未在教材中对二者强行进行糅合，始终认为二者“南辕北辙，多至格格不相入，难得脉脉之汇通”，故对西方医学采取了非常克制的态度，只是适当地稍附西说，大部分仍宗传统中医学而论述之，这也反映民国时期中医学者面对中西汇通的一种态度。

柏丞先生玉照

萬家生佛

先生浸淫於醫學數十年来活人無算為吾邑醫界之先進近著有病理學會宗一書將公諸世定當不脛而走是能以所學貢獻社會不僅造福桑梓而已　民國念伍年丙子冬

歐元懷敬題

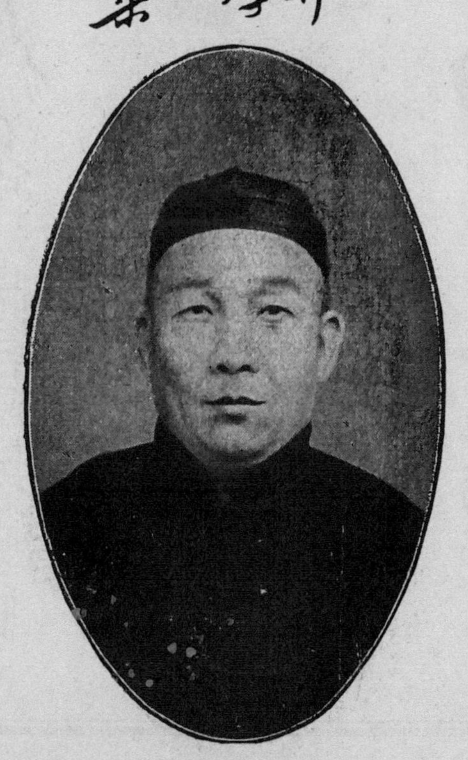

著者小影

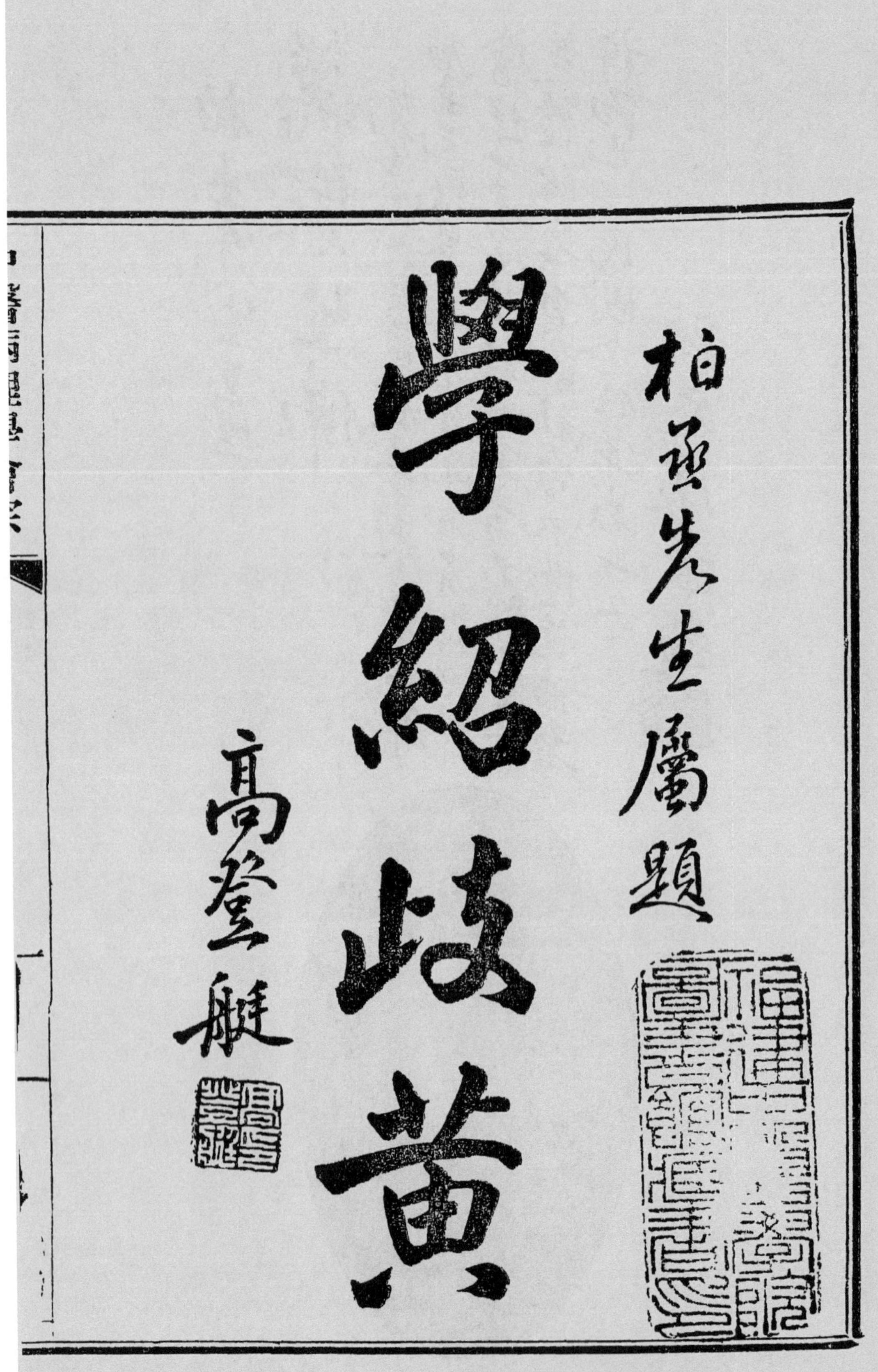

柏頤先生屬題

學紹岐黄

高登艇

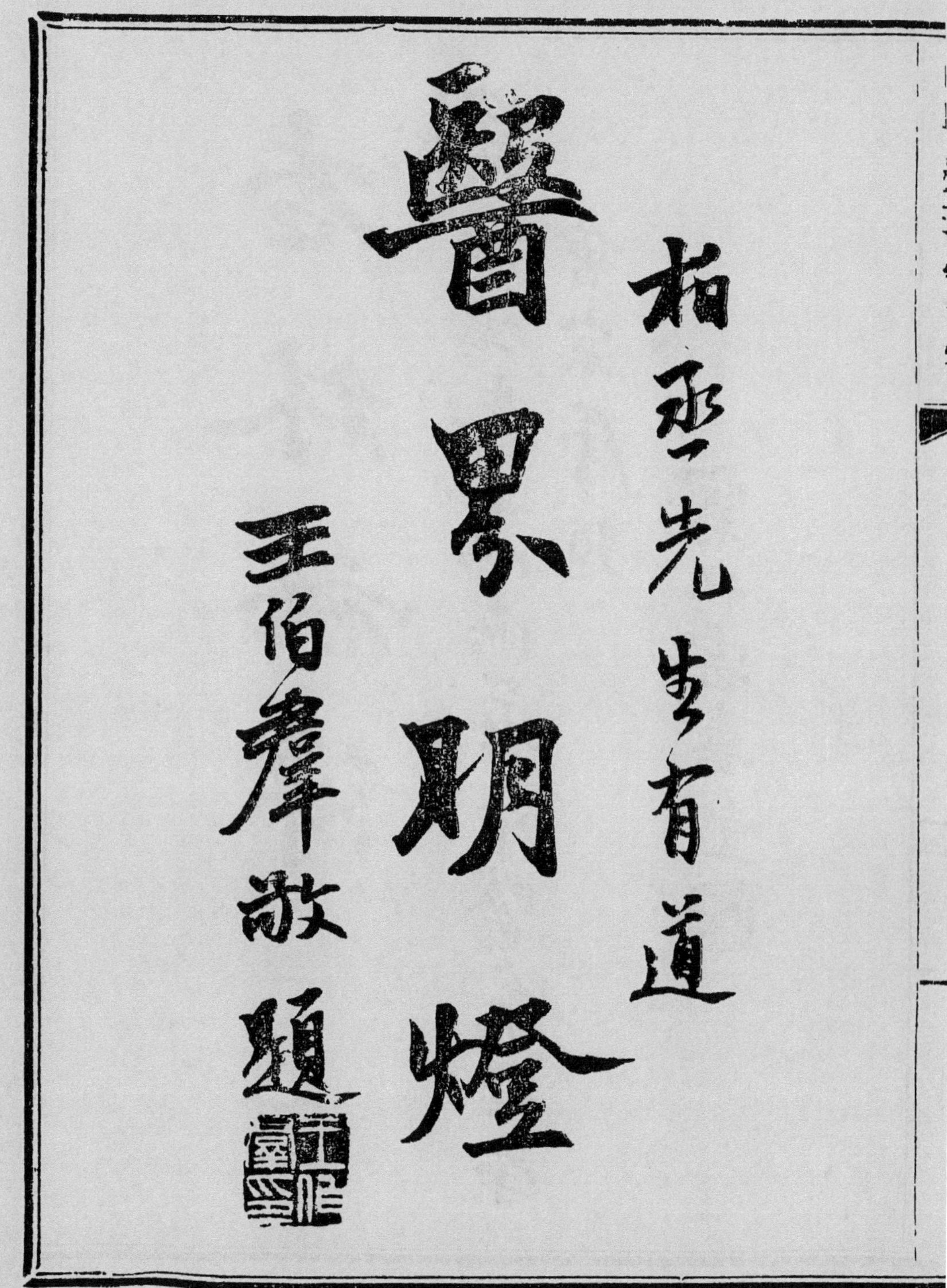
醫界明燈
柏丞先生有道
王伯羣敬題

杏林秘傳

劉柏巠先生所以著中醫病理學

會宗屬題

寗化雷壽彭

醫家秘鑰

柏丞先生屬

周翰題

柏丞先生屬題

活人有術

陳培錕識

陳培錕

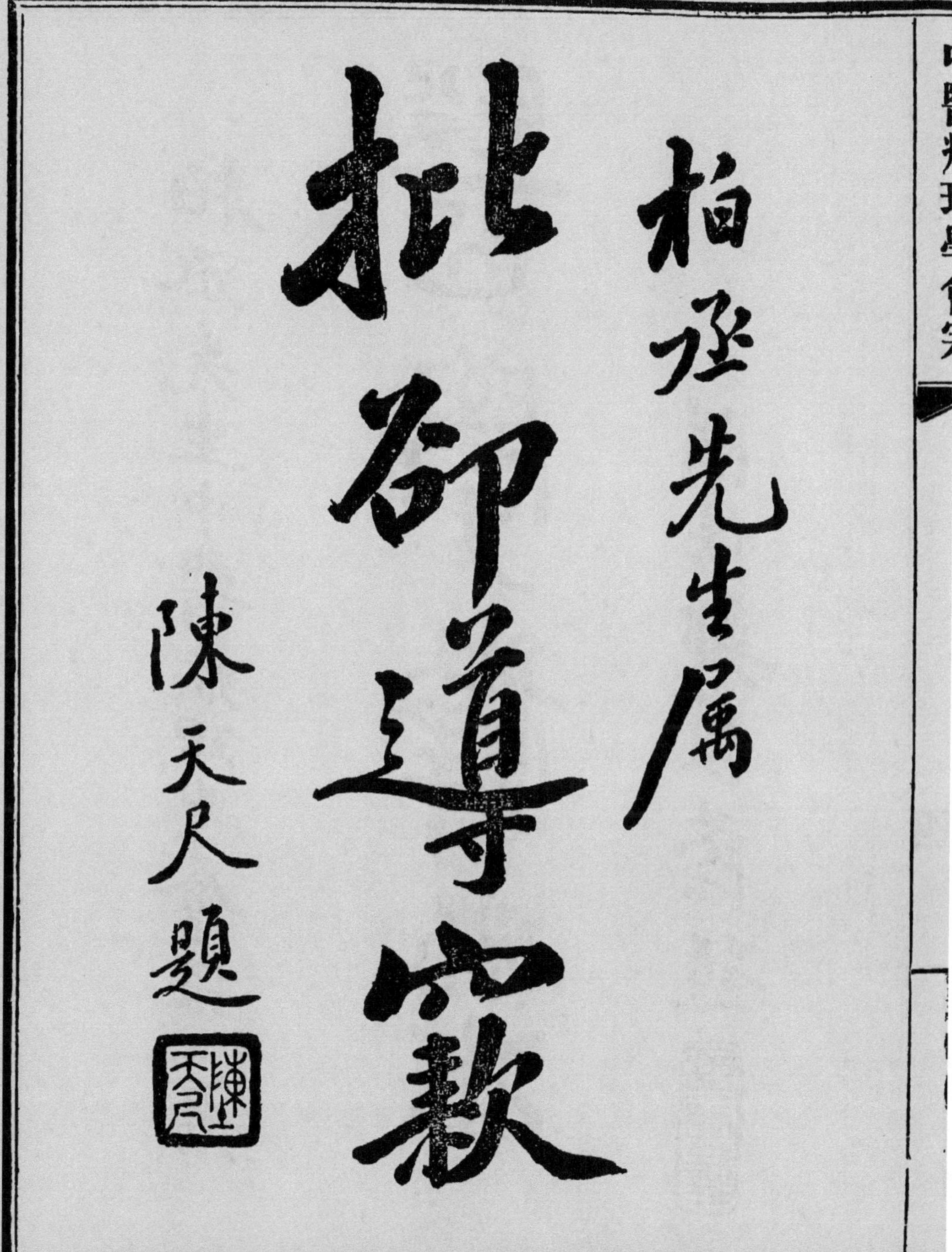
柏丞先生屬
批郤導窾
陳天尺題
陳天尺

中醫病理學會宗 四

柏丞先生中醫病理學會宗大著

醫學津梁

閩侯鄭祖蔭題

鄭祖蔭

學醫階梯

劉柏廷先生以所著中醫病理學會宗見示為題數字歸之

丙子初夏　愛黃題

柏丞先生屬

靈素新傳

林知淵題

發奧探微

二十五年四月為

劉寶森先生所著

中醫病理學會宗題

曉鷗 劉子武

學貫中外

柏丞劉先生出其宏著屬題

爲書此語贈之

詹調元

融貫中西

柏丞先生屬題

黃祖漢

黃祖漢印

中醫病理學會宗秦序

中醫無病理學專書。巢元方之病源候論。皆言病因。去歲不佞主講小桃園。撰病理學講座。亦病因說也。所以然者。中醫論病理。最早借天地自然之現象。以候人身。次之侈言陰陽五行之玄奧。以應常變。晚近强引西方之學說。以相號召。前者失之虛。後者失之附會。念中醫之特長。在辨症用藥。所謂有是因則有是症。有是症則用是藥。遂略言其理。而惟因是重。不特初學者可以驪珠在握。卽進修者亦有左右逢源之樂焉。夫因者不越內外。外者六淫。卽空氣之變化。內者七情。卽臟氣之變化。空氣之溫度無不變。而寒溫生濕度無不變而燥濕生。臟氣受喜怒無不變而或緩或逆。受驚思無不變而或亂或結。卽症求因。因無不顯。從因推理。理在其中。較之執細菌以論斷。必檢獲細菌而后能施治者。其價值爲何如耶。劉君柏丞。幼承家學。長擁皐皮。有鑒中醫病理專書之闕。如輯病理學會宗如干卷。先之以疾病之理解。次之以外因內因不內外因之分析。殿之以藏府虛實之病理。其闡六氣。旣多新解。於外因增酸素食物電氣光線寄生物。於內因增遺傳體質年齡性別職業人種等新說。本古訓而不拘泥。采新知而不狂悖。非學養俱深者。曷克臻此。豈僅中醫多一新書。吾將以此覘中醫之氣運焉。余年來著書立說。及教人求學行道。一以平正爲歸。或謂吾齒漸增。應化絢爛爲平淡。實則深有感乎橫流震盪。有所思於中流砥柱。劉君解人。當亦首肯。會承囑序。拉雜書端。不禁感慨係之云。

中華民國二十六年一月上海秦伯未

張序

中國醫藥之學。發明最早。自神農黃帝岐伯。世數荒杳。代有傳人。當時竹簡漆玉。傳播不易。然秦灰雖煽。不去醫學卜筮之書。以知靈素內經。皆授受有本源。未可以傳自漢儒。遂目爲附會也。班書列醫藥爲方技藝成而下。學者羞言。故靈素內經。不與尙書禮記並列學者深爲可惜。漢張仲景華陀爲醫中之聖。仲景傷寒論至今爲學者宗。華陀遇難。解剖之學失傳。洗髓伐毛。遂讓西人獨步。醫學不絕於秦而絕於魏。曹瞞眞萬世罪人也。近世論者以中醫爲宗教式。不如西醫爲科學式。余謂八卦五行本於易乃哲學精神。以倫理推之。人在氣交中。四時寒暑。陰陽燥溼。病所由生。卽研究病理者所不能外。故哲學亦科學之一。未可以宗教式少之也。中西醫學新舊之爭。甚於今日。喜新者至欲舉中醫學術。一旦推陷而廓淸之。厭鷄愛鶩。賢者不免。遠識之士。於是有國醫學校之設。使中國醫學。不至如廣陵散之中絕。吾莆劉君寶森。亦與諸同志就涵江紫璜山聖廟創國醫院校。自爲教導主任。兼授病理學。以是科課本寥寥。乃就其學術經驗所得。作爲是編。爲學者津梁。分外因內因不內外因三則。條分縷晰。融貫中西。別開生面。謂之守舊說可。謂之創新說亦可。雖椎輪大輅。可決其必傳無疑也。余於醫學茫無所得。承同志公推忝長斯校。因讀劉君書。爲序而傳之。俾承學之士。有所問津焉。

中華民國二十五年三月莆田國支館館長張琴

自序

盧扁之神方。和緩之絕技。我國代產名醫。富有繁榮歷史。淵源一貫。總藉內經靈素爲救世之慈航。迄今醫道陵夷。横流震盪。泥古者。徒以五行氣化爲口頭禪。究未窮極奧衍玄深之妙用。迨效力無從表現。致神奇或視同臭腐。羣將糟粕聖言。轉予對方以中傷推倒之機。且至加以不科學罪名。幾絕立場以競爭生存於世界。中醫之瀕於破產。深可痛心。雖緣若輩之過事排擠。抑亦時醫之頑固紛歧。或至夜郎自大者。階之厲也。丞先大父善方脈。最馳名。遺留有驗方古籍在架。家嚴感懷手澤。冀紹箕裘。因之庭訓兼課醫書。切切然以審慎精明爲丞言。俾稍得利濟貢獻於社會。丞於民國紀元就涵鎮懸壺。設肆竊愧濫竽。甲戌夏。與諸同志倡建醫校。承乏教職。分課病理學科。竊病理爲醫學初步之徑涂。倘擇不精而語不詳。將五花八門。迷離撲朔。徒足迷眩心目。實難確定指歸。而先哲又鮮專書。致未窺其全豹。近雖有中醫病理學出世。但言簡無能包括。篇短未盡發揮。欲令人舉一反三。仍難免蒙頭蓋面。其或誇多鬬靡。昧哲理而漫撰怪誕之新名詞。甚且誣衊前賢動曰予聖。別立門戶。鈎心鬬角。以騁才華。是自誤轉至誤人。不啻藉著述作毒菌之媒介。鄙人用是惴惴。凡於今昔大名家之醫理學說。不敢粗心涉獵。更未敢一得自矜。第限於時間。勉效編輯。以資應付。不憚悉心探討。依據經旨之湛深。採掇名言之精粹。謬加蠡測。拉雜成篇。良以醫學宜有所宗。尤宜確認正宗之目的。是編祇稍事融會大旨。以期語不離宗。爲是爲非。請俟高明裁判。

中華民國二十四年仲春編者識於涵關之耀遠樓

中醫病理學會宗目次

福建民国时期中医学校教材丛刊

——莆田国医专科学校卷·第六册

总 主 编　李灿东　苏友新
执行主编　陈　莘　王尊旺　陈建群

全国百佳图书出版单位
中国中医药出版社
·北　京·

本册目录

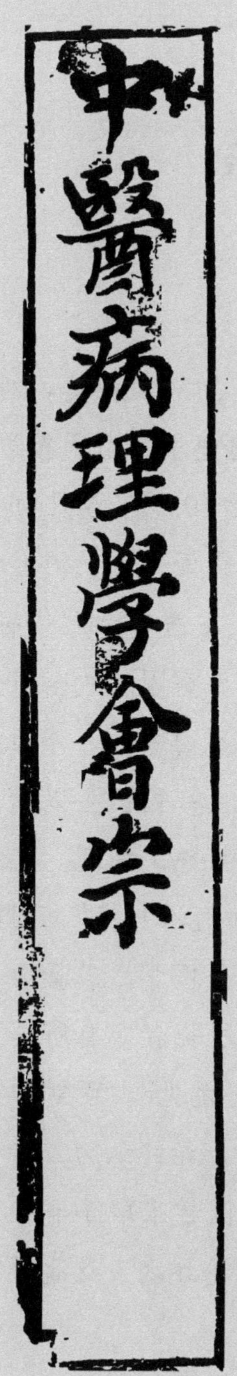
中醫病理學會宗

《中医病理学会宗》引言

《中医病理学会宗》为莆田国医专科学校教材之一，刘宝森编。刘宝森，字柏丞，时任莆田国医专科学校教导主任，兼授中医病理学。由于教学需要，他自编《中医病理学会宗》一书，经秦伯未校正后，于1937年5月由上海市中医书局出版。是书全一册，前有著者小影及当时贤达题词若干、沪上名医秦伯未之秦序、莆田国支馆馆长张琴之张序及著者自序。中医自古无“病理学”的说法，对这一概念的理解，刘氏宗秦伯未之说，释之为病因。故全书先论疾病之理解、次论疾病之原因，将原因分为内因、外因、不内外因。外因主以六淫，又增酵素、食物、温度、空气、电器、光线、寄生虫；内因主以七情，又增遗传、体质、年龄、性别、人种。最后介绍脏腑虚实寒热之病理。在编撰的基本理念上，秦伯未盛赞其“本古训而不拘泥，采新知而不狂悖”，刘氏本人亦对中外医学有较为深刻且公允的认识，书中专列《中外医学之较量》一节以论之，认为我国医学重气化，外国医学重形质，“我有所长者即有所短，西法亦自有特异之优长，正当藉为攻错之资，幸勿稍存门户之见”。面对中外医学之间的巨大差异，他并未在教材中对二者强行进行糅合，始终认为二者“南辕北辙，多至格格不相入，难得脉脉之汇通”，故对西方医学采取了非常克制的态度，只是适当地稍附西说，大部分仍宗传统中医学而论述之，这也反映民国时期中医学者面对中西汇通的一种态度。

柏丞先生玉照

萬家生佛

先生浸淫於醫學數十年來活人無算為吾邑醫界之先進近著有病理學會宗一書將以論世定當不脛而走是能以所學貢獻社會不僅造福桑梓而已　民國念伍年丙子冬

歐元懷敬題

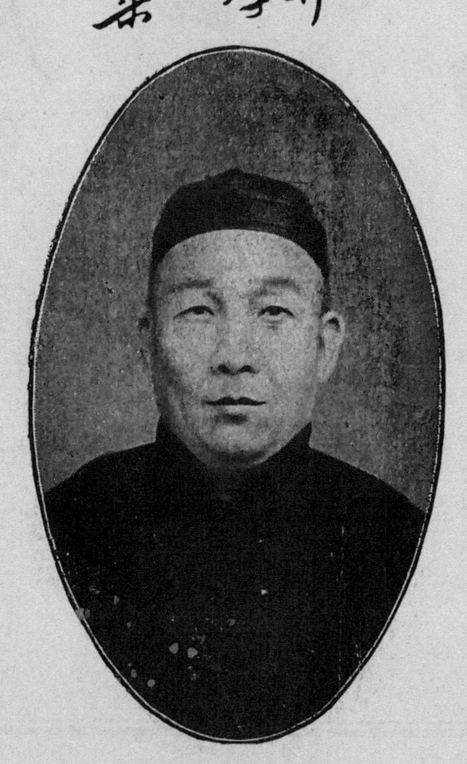

著者小影

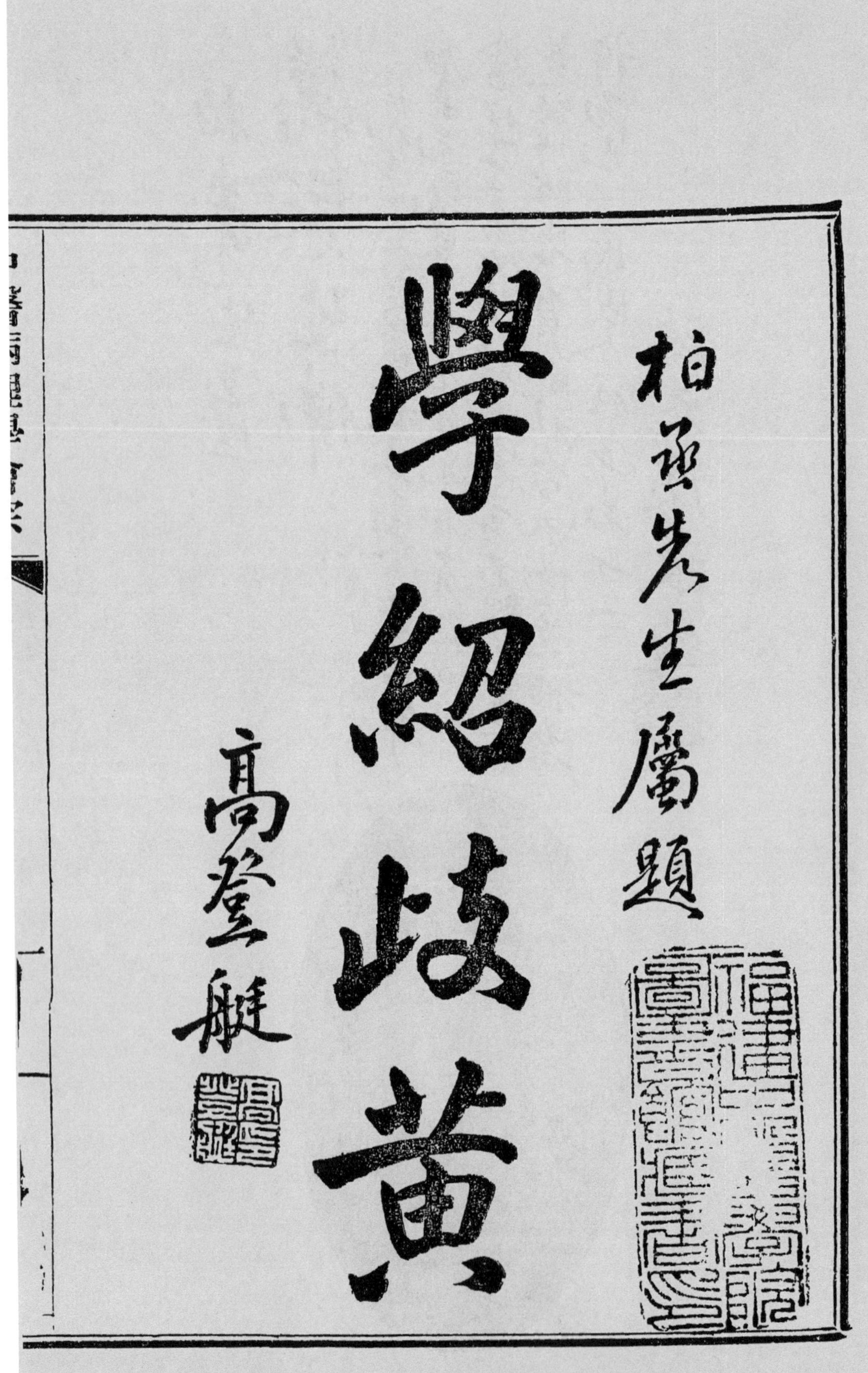
柏庭先生屬題
學紹岐黄
高登艇

中醫病理學會宗

莆陽劉寶森柏丞甫著述

緒言

上古聖人醫理之眞諦。嘗謂虛風賊邪。避之有時。恬憺虛無。眞氣從之。精神內守。病安從來。至近代而氣化既巳失調。衛生又乏常識。寒暑淫於外。情慾擾其中。軀體鮮知保固。一受外來侵襲。抵抗失其效能。是予病魔以可乘之機。致影響健康之作用。迨病發而百體之自由活潑者。咸苦無情之拘束。盡喪失流動之天眞。欲回復固有之健康。非善爲醫治不可。但病者之原動力。經外界惡濁之感觸。其器官既不能調節以純任自然。醫者職責所關。自應審愼探討病所自來。方能驅之使去。先聖所謂醫家苦於不知病者。謂不知病所自來也。果克精知病狀。必知愈病之方。欲究病因。則病理學實關首要。非確知其致病之機能如何乖常。及陰陽如何變化不可。奈醫學一門。師承者少。雖行醫未盡知醫。不知則行之適多貽誤。旨哉先總理知難行易之言。洵屬不刊之定論。醫界眞材缺乏。不獨我邑爲然。關心民瘼之人在在胥圖補救。拙自忖學術無足問世。遑言敎人。時賢有言。智者緘默。不如愚者之指揮。爰與同人特闢醫學之途。俾行之者知眞確之病原。庶克行所知以免貽誤。本科講義特較爲精細之敘述。期無悖聖哲之眞傳。認定指歸。各有系統。至謂爲獨高見解。巧出新奇。愧非所長。敢謝不敏。

疾病之理解

天地之大。萬物之多。無能測其涯涘。然極機變幻化之現象。試歸納而究其原理。不外體與用兩端。蓋一物有一物之體用。人爲萬物中之最靈。其所組合玄妙之體用。當自特殊。近書所謂構造成分機能者是也。人以皮肉筋骨合成軀殼。中實以臟腑。貫以脈絡。各管所謂體也。西說謂人體爲細胞分裂增殖所組成。其間各有專司。無一虛設。所謂用也。譬之鐘錶。其體有齒篋輪軸機擺。其用則主旋轉。及節遲速。以定時刻。時或旋轉不靈。遲速未准。良工必審視其齒篋有無損壞。輪軸機擺是否折斷。至旋轉何以不靈。遲速奚爲未准。考其原因。詳加調整。有損壞折斷者。則爲之復其官能。且拭其垢膩。滲以滑油。務使盡復故常。無稍妨凝。人之體用亦猶是也。如周身之體用。絕無何等障害。則動止自如。寢食安適。是謂健康。倘體質稍有損傷。引起功用之障礙。動止寢食。定違反其穩健活躍之情形。近書所謂構造成分機能。均起變化者是也。既起變化。則生活之狀態。委頓難堪。是宜考察體用障害之原因。爲之有以回復其軀體之安全。且無失活動之妙用。此則病理學於醫術之診斷治療上。洵有絕大關係。學之者最宜留神。

疾病之原因

醫欲愈病。宜求致病之因。尤宜先究立身之本。人身一小天地也。男女構精。氣以成形。溯厥來因。至窮其極處。總脫不了陰陽二字。外國醫術尙形質專以解剖擅長因未明氣化奥妙之原因。遂詆陰陽五行之徒尙虛玄者。爲未得科學實驗究之我國醫理胥本於哲學氣化之發揮。人不能離氣化以爲人。遭沴戾卽屬氣化之疾病因氣化之病。治以氣化之藥。應不離陰陽調節幻變之眞相以究其根源。時賢辯之旣詳且盡。奈吾人不將固有國粹之顚撲不滅者。起而提倡策勵。光大發揚。偏摹仿其他之學說與名詞。改換本來面目。依附阿媚。漫無主張。見異思遷。不惜削足就履。試問其他最新之學說。果能獨運匠心。將陰陽五行根本推翻。別開生面。則聖賢經典。已無研究整理之價値。任可付之焚如。抑僅名詞從新。而於討論實際之病因。仍不能超出陰陽五行之外乎。是則索解實覺無從也。攷之內經天元紀大論曰。夫五運陰陽者。天地之道也。萬物之綱紀。變化之父母。物生謂之化。物極謂之變。陰陽應象大論曰。治病必求其本。故積陽爲天。積陰爲地。陽殺陰存。陽化氣。陰成形。寒極生熱。熱極生寒。此陰陽反作。病之從逆也。陰陽之義大矣哉。蓋人身生於氣血。近書仿照西說所謂細胞爲人體之原基與經旨人身生於氣血者名異而理同秉於陰陽。內經云。陰平陽祕。精神乃治。陰陽離決。精神乃絕。又云。陽氣者若天之與日。失其所則折壽而不彰。又曰。陰精所奉者其人壽。人當賦形之初。一靈孕乎太極而主宰于中。所謂性也。太極者渾然一氣。所謂命也。太極動而生陽。靜而生陰。本陰陽而生五行。化氣血而造人體。論其常則陰陽抱合不相離。氣血運行無所滯。論其變則陰陽偏勝失其平。氣血不調乖其用。病則失其常而成爲變態。宜精究致病之原因。成病之種類。約之爲百。晰之可至萬千。至綜其大要有三。一曰外因。氣候違和之病也。二曰內因。情志衝激之爲病也。三曰不外內因。飲食金刃蟲獸所傷。及一切人事不測之爲病也。卽此推詳。病因盡根於是矣。

外內總論

四時者。歲月轉環之序也。六氣者。陰陽消長之機也。非四序無以計周歲之年月日時。非六氣無以成萬物之生長收藏。氣隨時至謂之正氣。與時違謂之邪。例如冬至之後。值甲子日夜半。爲少陽所自起。陽旺而萬物始生。天氣溫和。卽爲常候。如未得甲子而天氣已溫。爲時未至而氣先至。如得甲子而天氣未溫。爲時已至而氣未至。如已得甲子而大寒不解。爲時已至而應去之氣不去。如已得甲子而炎熱如夏。爲時已至而氣太過。內經所謂應則順。否則逆。逆則變生。變則病也。（特舉其一餘可類推）四時之氣。實充塞於兩大之間。人之於氣。猶魚之於水。人在氣交之中。不能須臾或離。非其時而有其氣。內經謂之虛邪。體之衰弱者。氣血式微。外衛不固。一觸非時之氣。抵抗力薄。外邪乘隙侵犯。防禦無能。雖有暴發潛伏之殊。揆厥病原。總屬正虛致受外因六淫所感召。乃今之迷信病菌者。動謂病症之成因。爲病菌傳染。與氣候無關。質言之。卽以氣候變遷。不能發生病之作用。必感受病菌。方能成病。然據歐洲醫家沛登攷否氏三因鼎立之說。（一）細菌潛入人體。（二）氣候不適於人而適於病菌發育。（三）人體自身之抵抗力薄弱。不能防禦疾病。三者如缺其一。卽不能成病。昔美醫師爾立乏司氏欲試驗沛登攷否氏之學說。曾於身體强健之時。飲霍亂菌一小杯而無恙。可見氣候與抵抗力均足關係健康。今之强謂疾病與氣候無關者。非特昧於中醫。抑亦未通西理。則以沛登攷否氏三因鼎立之說。攻其時迷信病菌之荒謬。當各醒豁了然。況以顯而可怕之霍亂菌。多飲尚不能爲害。乃至於微而難見者。轉謂其傳染如斯之厲害。何憒憒竟至於斯。近有識之士。亦謂六氣乃病菌之本原。是顯以六氣爲本。病菌爲標。如徒承認病菌。絕未究及根本。本與標。概覺茫然。治法直以人爲試驗品。醫道之沈晦。病因之終鮮克明也。玆特將六氣之成因及病狀。並所有聯帶之病情。分述於下。

風

風之成因　內經六微旨大論曰。故氣有往復。用有遲速。四者之有。而化而變。風之來也。又曰遲速往復。風所由生。而化而變。故因盛衰之變耳。此段經文。卽說明風之所由生。蓋風卽空中無形之氣。化攷天文學言空中有冷熱二氣。凡空氣遇熱則漲而上升。而他處之空氣。卽來補之。試爇火於空室中。門之上下開兩孔。則熱氣必由上孔出。而冷氣必由下孔入。卽此可以證明空氣因有往復而能成風之理。至氣候冷熱之極。亦皆能生風。內經所謂凡物之極由乎變。物之生從於化。此卽因盛衰之變而生風。驗之夏天燠蒸之極。則沛然下雨。清風徐來。冬令冱寒之極。則凜然地凍。冷風吹噓。又如竈中有火而聲隆。水面因寒而波動。亦卽空氣因受冷熱之極度衝激盪而生風也。且風本有冷熱之不同。以節候言。則夏天之風爲熱。冬令之風爲冷。以地勢言。平原之風較熱。山谷之風較冷。卽局部言。火邊之風則熱。水上之風則冷。此因空氣中受冷熱變換而化爲無定之風。至陰陽應象大論所謂東方生風。風生木。其主令時期。原屬於春際。此三陽之候。空氣適得其平。金匱謂風氣能生萬物者。卽指此和煦之春風。其有春應溫而反寒。夏應熱而反涼。冬應寒而反溫者。卽因氣之往復。用之遲速。而化而變。空中之氣。受其影響而爲冷熱偏勝之風。況風本挾有空中燥溼等氣。莫不以風爲先導。內經謂風爲百病之長。理由端在於斯。

風之致病　凡人外衛不固。風邪從口鼻毛孔而入皮膚。使人毫毛畢直。肌膚縮緊。毛竅閉塞。內不得通。外不得泄。善行而數變。腠理開則灑然寒。熱則閉而悶。至干經絡而入臟腑。或外呈掉眩。或內成痙攣。傳變自淺而深。遞現非常證狀。揣其發生變態。總不出內經所謂東方生風。風氣通於肝。肝主筋之病象也。現所編病因各節。特引其端。須參各科學說。自能觸類旁通。雖遇病變紛繁。終難迷我心目。

風之本證　因風感人。發生疾病。證分輕重。約名有三。最輕者曰冒。其症但微畏寒發熱。頭痛欬嗽。涕出是也。稍重曰傷。卽寒熱痛欬之較甚者。最重曰中。如矢之中人。原由人身氣血薄弱。脈絡空虛。風中於絡。則口眼喎斜。中於經則手足不遂。中腑則神識不清。或語言錯亂。如深中入臟。則失聲目瞀耳聾遺尿。其現象均足駭人。輕成廢疾。重至傷生。然中風之來由。及所現之病態不一。此特略言其大概。至風中多夾有火溼暑燥寒等氣。聯帶爲病因。爲分列于下。自可卽此採其原因。察其同異。則病因了澈。臨症自不至茫然矣。

風之夾證　風溫—此證有由春令風氣漸溫。一感卽現惡寒發熱頭痛欬嗽氣急諸病狀。有由冬令受寒。至春因風引動而始發。其證始微惡寒。繼則發熱而渴。此病較新感爲重。　風熱—當夏至後天氣已熱。感而成病。其見證爲發熱多汗。便祕溲赤。口渴脈數是也。　風溼—風中挾溼爲病最多。其證在表。則肌肉痳痹。在裏則骨節煩疼。初感時多現惡風發熱短氣頭痛身重等證。　風火—本證以平素蘊熱。及外邪內鬱。爲其主體。凡身熱面赤口渴舌焦。便祕溺赤。昏譫痙厥。發斑者。皆風夾火之證狀也。　風燥—凡燥邪爲病。多由秋風引動。如初病時頭微痛。惡寒無汗鼻塞欬嗆胸脇拘束苔白脈滑弦緊者。爲清涼正化之燥氣也。如證見身熱口乾清竅不利欬嗆痰粘脈象細數者。爲感火熱復化之燥氣也。　風寒｜冬時天寒氣冷風中挾帶冷氣。卽是風寒。人感風寒成病。其見證爲惡寒發熱頭痛項强涕出欬嗽脈浮兼緊是也。　風寒溼｜風寒溼之氣雜至。感於人身。多爲痹病。蓋風勝則引注而爲行痹。寒勝則攣痛而爲痛痹。溼勝則重著而爲著痹。　風寒暑溼｜此證原由夏月內蘊暑溼。至秋外感風寒。客腠理則寒熱往來而爲瘧。踞腸胃則滯下而爲痢矣。

火

火之原因　內經陰陽應象大論曰。南方生熱。熱生火。……在天爲熱。在地爲火。至眞要大論曰。熱氣大來。火之勝也。繹此數句。可見火之來源出於熱。攷火主令時期。分爲君火相火。君火之位。在春分後六十一日。相火之位。在夏至前後各三十日者。此以五行而配四時也。蓋火爲光熱燃燒之現象。乃因積熱生光。而又能起燃燒。方得謂之火者。莫太陽若。吾人隨在試用凸鏡當太陽下。將通過日光。收聚成爲焦點。可以取火。即能燃物。是人身外界之火。惟太陽爲最烈。故能變換空氣。光焰如焚。世之稱爲驕陽。又稱日爲衆陽之宗者。則以陽光爲火之表徵。火實即陽光之現象。火爲熱之最甚。熱亦即由火而生也。

火之致病　火之爲病。約分兩途。一爲內生。一爲外受。如氣鬱則火生於肺。大怒則火生於肝。思慮則火生於心。醉飽則火生於脾。房勞則火生於腎。此爲五志內生之火。屬於情慾之病。又如素嗜辛熱食品。多生消化排洩兩系之病。奔走烈日之下。執業爐火之旁。多生呼吸循環兩系之病。此由外來之火。恆能成爲急性病也。

火之本證　火證現狀。約分三部。在上爲牙痛齦宣腮頰頤腫喉痛目赤重舌木舌。在中爲堅硬脹滿。在下爲祕結癃閉淋濁。或煩燥昏憒驚駭狂越。或身熱惡熱。口渴引飲。或面青肢厥。或斑疹瘡癰。凡屬此類。皆爲火之證象也。近書謂熱爲充血之現證。凡局部充血。則名爲火。如肝火胃火等。是西名炎症。中即謂之熱症也。

火之夾證　六淫久鬱。皆能化火。如火與風合。則名風火。火與溼合。則名溼火。如內蘊火邪。外感寒氣。則名寒火。各詳在風寒溼夾證中。茲不另贅。

暑

暑之成因　內經六元正紀大論曰。在天爲熱。在地爲火。其性爲暑。又曰少陽所至。爲炎暑。爲熱府。氣交變大論曰。歲火太過。炎暑流行。又曰。歲金不及。炎火乃行。觀此數節經文。所謂爲熱爲火爲暑之名。實則熱者謂其氣。火者表其象。暑者指其時。俗云夏日炎炎。可以流金爍石者。以時當夏至之後。其節候即爲小暑大暑。彼時日光直射地面。熱度之蒸騰最高烈熖張皇。時多變換兩間空氣。信如火爐之流金爍石。原非過甚之詞。是則炎熱如火之夏天。夏日之所由可畏也。胡先賢將暑或分陰陽。或稱暑必夾溼。此其顯悖經旨。想由心地未明。貽誤後人。良非淺尠。

暑之致病　夏天太陽如火。炎烈逼人。幾至無從逃避。觀夫爐邊鐵匠。隴畝農人。其直接熱度最高。較之常人當易病暑。而不然者。是暑未必能爲人病也。須知吾人營養無虧。血液充分。自身本具有抵抗之能力。雖遇外界暑熱之氣。究何足虞。所謂天時春夏。而身中寂如秋冬者。全賴內部天然之調節機能。不爲體外暴來之氣所影響。其有飲食不節。起居失宜。及忍饑遠行。氣餒汗淋。內液耗而外熱蒸。斯則輕致病而重至死。至於避暑樓臺。貪涼露宿。或汗出扇風。或恣食瓜菓。諸如此類。爲病原非因暑發生。先賢徒論其時。未辨其氣。所以定名不正。立說多乖。如所謂陰暑。及謂夏月伏陰在內之類。總緣病原分別不清。難免多所誤認。

暑之本證　暑證分中暑傷暑。卽暴發潛伏之分也。蓋當暑天日中奔走。忍饑勞形。一感暑氣。病卽發生。輕則熱渴喘汗溺赤心煩。重則頭暈面赤身熱肢厥。昏倒無知者。爲中暑。內經云。夏傷於暑。秋爲痎瘧者。原由暑從口鼻吸入。蓄於膜原。至秋涼風外來。則邪不能容。邪正交爭。發爲冷熱。汗出身涼。久發不愈。名爲痎瘧。然亦有不作瘧。但見身熱頭疼口渴脈數者。均爲傷暑。舊籍則以身熱口渴心煩溺赤爲傷暑。如昏悶不醒。或大熱大汗爲中暑。若夏受暑邪。久伏後發者。爲伏暑。論證命名。微有不同。而暴發潛伏之理則一。茲將暑挾他邪所發病狀。分列于下。

暑之夾證　暑風—夏月身熱神昏目張痙厥者。暑之挾風也。因暑邪入營。肝風內動。則手足瘈瘲。風激痰升。阻塞心包而昏厥也。　暑熱—夏爲火令。赤日當空。人受其氣。現證壯熱。肌肉如炙。面赤汗出。煩渴喘促。外多出疹。甚而發癡。暑熱內陷。亦有昏譫之症。　暑溼—時當暑令。而溼最盛。二氣極易連合。人在氣交感而爲病。證現身熱易汗。雖汗熱仍不退。外則頭目昏暈。遍體痠痹。內則胸腹悶脹。不時嘔噦。饑不思食。渴不欲飲。大便溏泄。頻而不爽。小便黃赤短而不利。均由暑溼牽纏。病難速愈。　暑燥—暑燥之症多發秋天。原由暑邪內伏。至秋外感燥令之氣。引動伏暑之邪。先寒後熱。得汗身涼。胸滿頭疼。渴不多飲。漸至脣燥齒乾。多爲瘧痞瀉痢等症。　暑寒—暑寒之症。多由夏月廣廈納涼。或扇風露宿。致感寒邪。發現惡寒頭痛。肢體拘急。發熱無汗。亦有脾陽素虛。多食生冷。又感寒邪。則成霍亂。卽潔古所謂陰暑證。俗稱爲夏月傷寒者是也。

溼

溼之原因　內經陰陽應象大論曰。中央生溼。氣交變大論曰。歲土太過。雨溼流行。卽此經文。已說明溼之來因。及溼之所在。蓋天際所下降者。雨露之量數最多。地面所容積者。水土之部分最大。必地氣上而爲雲。斯天氣降而爲雨。空氣涵多量之水分。瀰漫於兩大之間卽爲溼。攷溼主令時期。始於夏至之前。至交大暑之日。所由前人有謂夏天乃四時中最熱之候。卽爲一年中多溼之時。故誤解爲暑必夾溼。不思所謂中央屬土者。乃以五行配五方。必賴土居間以貫通四行。循環時序。似不能泥守中央生溼之義。遂認定溽暑之際。卽爲盛溼之時。當暑天河海受烈日直射。蒸騰之水分固多。而空氣中所涵之溼。必不勝其烈熖變換所耗消。惟雨水乃爲生溼之原。溼氣重輕。係在雨水多少。有雨水方有溼氣。不必拘於時期之主令與否。確以定溼氣之盛衰也。

溼之致病　溼之感人。恆由口鼻皮毛而入。其致病之故。每因空腹過饑。在山而受霧露之侵。走路而爲雨水所灑。或居窪地。或處海濱。或行遠涉川。或汗出而浴。此類之溼。均由外感。如好飲酒茶。及多嗜瓜菓者。其溼則自內生。溼由外感者。其病多在軀表。溼自內生者。其病多在中焦。病者以軀表爲輕。

病中焦爲重。

溼之本證　溼之襲人。始多不及覺。及其生病。證多蔓延。如外來之溼不除。勢必漸入臟腑。內生之溼未去。亦必波及經絡之間。至其證狀。在上則頭重目黃鼻塞聲重。在中則痞閉不舒。在下則足脛胕腫。在經絡則日晡潮熱。筋骨疼痛。腰痛不能轉側。四肢痿弱痠痛。在肌肉則腫滿。按肉如泥。在肢節則屈伸强硬。在隧道則重着不移。在皮膚則頑痲。在氣血則倦怠。在肺爲喘滿欬嗽。在脾爲痰涎腫脹。在肝爲脇滿㿗疝。在腎爲腰疼陰汗。入腑則腸鳴嘔吐淋濁。大便泄瀉後重。小便祕濇黃赤。入臟則昏迷不醒。直視無聲。本科專講病理。至治法則詳於內科學中。學者必要精究病理。參攷內科。庶見症知源。治病自不難迎刃而解。

溼之夾證　溼溫—此證四時皆有。夏秋較多。更非易治。其原因均由溼盛而雜溫邪。如從下受則足腫體重。從上受則頭目昏瘨。胸腹滿膨。乍寒乍熱。

饑渴不欲食飲。大便溏泄。小便黃赤而短。或成黃疸。或爲瘧痢。且溼溫二氣渾濁。易於蒙蔽心色而迷神識。此證極爲久纏。　溼熱｜此由熱盛引飲過多。或溼鬱久而化熱。如發皮膚則爲疥瘡。在經絡則伸屈不利。停腠理則寒熱如瘧。蘊腸胃則身熱易汗便祕溺赤。多至釀成黃疸之證。　溼火｜邇來人多沈溺烟酒。故患溼火之症頗多。其現證在上則面生紅粒。在下則腿肚紅腫。外發皮膚則生黃水之潰瘍。內注肝經則爲遺精與淋濁。凡屬此類之證。多由溼火釀成。　溼寒｜寒溼傷陽。形寒脈緩。舌淡白滑不渴。傷表則經絡拘束。傷裏多釀成陰黃。至於脣白肢冷。洞泄腹疼。亦爲寒溼常有之證。又有溼與風合。溼與暑合。均詳於暑溼夾證之中。無須贅及。

燥

燥之原因　內經陰陽應象大論曰。西方生燥。至眞要大論曰。清氣大來。燥之勝也。氣交變大論曰。歲金太過。燥氣流行。五常政大論曰。燥勝則乾。繫辭曰。燥萬物者莫熯乎火。戴人云。休治風兮休治燥。治得火時風燥了。上述先聖後賢關於燥之論說。大略可知。至內經所謂西方生燥。乃指其時。因燥主令時期。係在秋分之後。冬至之前。以時屬秋金。比之金革。有慄烈之象。多肅殺之威。能使萬木彫零者。皆因燥氣有以致之也。蓋燥則乾。人故謂之乾燥。良因空氣中水分過少。萬木多乾燥而枯黃。此應時燥氣。所以促萬物而成秋收。卽冬夏寒熱之極點。亦均能變換空氣爲乾燥。俾百物因是而焦枯。以故繫辭戴人論燥各具理由。卽凡古人之稱燥爲次寒。亦有火就燥之說者。實以寒熱二氣。均足爲致燥之原因也。

燥之致病　燥氣成病。應分寒熱兩途。寒燥多從外感。原由秋風颯颯。冷氣襲人。能令收縮皮毛。凝結汗孔。液不得泄。因而乾枯。張氏醫通所謂諸濇枯涸。乾勁皴揭。皆屬於燥者是也。至熱燥則多從內生。其因不一。或大病過於尅伐。或吐利津液虧傷。或養生誤餌金石。或房事用藥壯陽。以及素嗜醇酒炙煿。一切辛熱之品。皆能助火損陰。消耗血液。近書所謂體內津液。受熱煎熬。日漸枯涸。則各器官之粘膜乾燥。極易釀成癆欬失音痿痹等證。亦卽熱而生燥。燥而致病也。

燥之本證　燥氣爲病。多屬肺與大腸。其初感也。狀若傷寒。必頭痛畏寒。發熱無汗。嗆欬鼻涕。體束不舒。在上則鼻焦咽乾。在中則心煩口渴。在下則溺濇便難。在肺經則嗆欬粘痰。在肺臟則悲愁欲哭。此類均屬燥氣所生之病也。

燥之夾證　燥熱｜燥氣始病。多傷皮毛。其見狀爲微熱嗆欬氣逆喘嘔。迨邪旣入裏。則傷及肺胃。久鬱化熱。銷爍陰津。必致喉燥口乾。爪枯筋急。便祕溺短。若其人肺胃素有蘊熱。而燥邪外加。更易於耗其精液。　燥暑｜此證因其人內蘊暑邪。外感秋燥而成病。名曰燥暑。已詳於暑燥夾證中。茲不復贅。　燥溼｜燥溼原處反立地位。其邪本非互相夾帶。其證係由脾陽素虛。

溼氣內滯。兼感燥令之邪。其證外則頭痛畏寒。鼻塞無汗。嗆欬氣急。內則胸滿腹脹。神倦肢痠。舌苔白滑。口淡不渴。溺濇便溏者。均爲外燥內溼之病也。

燥寒—古人以燥爲次寒。以其主令時已清涼。若其人素體陽虛陰盛者。則燥必合化於寒矣。其見症外則肢冷畏寒。內則胸腹脹痛。或嘔或泄。甚則燥氣凝結大腸而爲祕。搏於血分而爲癥矣。

寒

寒之原因　內經氣交變大論曰。歲水太過。寒氣流行……歲火不及。寒乃大行。至眞要大論曰。寒氣大來。水之勝也。味上經旨。卽謂水勝則寒。因水氣大過則火氣不及。卽成寒氣。故其主令時期。自小雪日起。至大寒日止。時當霜風冰雪。空氣中溫度太低。水能結冰。兩閒盡佈滿酷冷之氣。此寒之所由來也。

寒之致病　冬令嚴寒。一年一度。其時人在氣交。有未必盡因是致病者。則以我身有生成之調節機能足衞外而抗拒。惟防範未周。寒邪始行侵入孔竅。迨中傷已甚。證變多端。果得其要領所存。自亦無難應付。

寒之本證　陳修園謂傷寒以六經爲主。仲師舉傷寒而括陰陽。建六經而標病位。雖病變無常。總範圍於六經之內。故凡傷寒病證常變。傷寒論已概括無遺。熟讀此書。方能了了。

寒之夾證　寒火—此證原因內蘊素熱。外加寒邪。俗稱爲寒包火病。其見證頭痛惡寒身熱無汗者。此爲外感之寒。其兼見氣喘口渴目赤脣焦便祕溺赤者。卽爲內蘊之素熱也。餘如寒暑寒燥寒溼等證。詳於各門夾證中。無庸多贅。

外因雜論

外感疾病之緣起　嘗讀靈樞百病始生篇曰。風雨寒熱。不得虛邪。不能獨傷人。必因虛邪之風。與其身形兩虛相得。乃客其形。其中于虛邪也。因于天時。與其身形。參以虛實。大病乃成。氣有定舍。因處爲名。是故虛邪之中人也。始於皮膚。皮膚緩則腠理開。二則邪從毛髮入。入則深抵。在皮膚。留而不去。則傳舍于絡脈。在絡。留而不去。傳舍于經。在經。留而不去。傳舍于輸。在輸。留而不去。傳舍伏衝之脈。留而不去。傳舍于腸胃。留而不去。傳舍于腸胃之外。膜原之間。留着于脈。稽留不去。息而成積。邪氣淫佚。不可勝論。素問玉機眞藏論曰。風者百病之長也。今風寒客于人。使人毫毛畢直。皮膚閉而爲熱。靈樞邪客篇曰。衛氣者出其悍氣之慓疾。而先行於四末分肉皮膚之間而不休者也。節錄經文。足證人生之病。先由身形之虛。而身形之所以虛。應責諸衛氣之不固。惟衛氣不固。致召風寒。來客身形。至風寒之客身形。則必自皮膚始。蓋風雨寒暑者。天之六氣也。每因天時六氣之不和。斯人生百體遭其虐。致遽變健康之狀態。至於疾病叢生也。

六氣四時之關係　人身外感疾作。其原因係本於六氣。如就六氣方面反覆推詳。以窮其究竟。不免詞意複雜。字句冗長。然欲究極其精當。不以是爲病。蓋六氣二字。應分廣義與狹義。以廣義言之。六氣者陰陽之用也。陰陽者六氣之體也。非六氣無以分四時。有六氣始能成萬物。一言以蔽之。曰世界者。六氣之世界也。六氣之用大矣哉。就狹義言之。不過風寒暑溼燥火之氣。客於人而爲外感之疾病。欲窮六氣之眞理。必要根據於內經。內經有謂天地者萬物之上下也。……陰陽者萬物之能始也。……陰陽者天地之道也。實則可謂天地者陰陽之大也。有天地則有五行。五行本陰陽而生。四時卽由六氣而定。人身之臟腑。亦本陰陽而生。故將陰陽（此陰陽卽指三陰三陽）以配臟腑。臟腑通於六氣。六氣實分配於四時。時有往復。故氣有盛衰。識其常方覺其變。及其變則盡反其常。人之生來本於氣。氣之違時則病。人卽前所謂人不離氣化。以爲人遭沴戾。卽爲氣化之疾病者此也。

衛氣體溫之對照　內經曰。衛者陽明水穀之悍氣。從上焦而出。衛於表陽。

……陽者衛外而爲固。……上焦開發。宣五穀味。薰膚充身澤毛。若霧露之漑。是謂氣。……衛氣者。所以溫分肉。充皮膚。肥腠理。司開闔。卽此經文已將衛氣之來源及其功用。概覺包括無餘矣。新說則稱爲體溫者。據其來源有二。一爲吸入空中之養氣。一爲吾人日常之食物科學家云生熱有三要素。卽運動摩擦燃燒是也人身之體溫。卽由三者造成之熱力。凡食物入口。由牙齒咀嚼。下食管由賁門而入胃腸。必經胃腸之液臟膽之汁相浸潤尤賴臟腑自起運動摩擦。以助其消融。後由吸管通入血管之中。相遇養氣因炭養化合作用而起燃燒者。所以成爲體溫也。據西籍生理學之攷察人體成分。水分佔百之九十七。固形體僅百之三而已溫之體。放散最多數爲皮膚。因皮下有無數汗腺。經體溫蒸發。將新陳代謝之老廢物質排泄於體外由皮膚出者。佔百分之八十。而口鼻得百分之十五。餘五分由便而出。均爲體溫放散之工作。又據人身爲細胞之集合體。細胞原具有生活力。以運用其營養繁殖動作之機能。如肌肉之運動血液淋巴之流行。筋絡之伸屈。呼吸之出入。腸胃之吸收排泄官能之新陳代謝均須賴適當之體溫而顯其效能。且人身聚有多量之體溫以支配全體內不覺其熱外可禦其寒者全資體溫調節之功用也。如上所述體溫之來源及功用實與衛氣之來源功用。大旨相同。惟據體溫來源爲吸入空氣而內經亦有天氣通於肺之說。目體溫爲熱。卽內經所謂衛氣所以溫分肉云云者。亦爲一種熱力也是新說之體溫。似無異古籍所論之衛氣。乃據時賢解釋衛氣爲西人所稱之淋巴液。攷英儒麥氏所云淋巴液係爲一種液體由血管中滲透管壁浸潤組織中之要素。而內經謂衛氣乃行於陽二十五度行於陰二十五度。分爲晝夜。是液自液而氣自氣。彼此各有用途。殊難指鹿爲馬。至有謂淋巴管爲三焦微細精液管理可匯通。如以淋巴液卽爲衛氣。或恐未當。果以體溫爲非衛氣。欲復索體中一物其來源功用等於體溫者。似覺爲難。卽使衛氣非體溫。然則新說之所謂體溫。古籍果係名爲何物乎。拙未溫故。又不知新。淺見躁言。貽誚高明。在所不免。但因新說執誘因之旨。專論斷乎體溫。古籍則以外感之侵。實有關於衛氣。總之一爲體溫。一爲衛氣。均於客邪初受。最宜認定驅除。因爲詳言而並述之。

新感伏邪之辨別　人感六氣成病。胥視吾身元氣之盛衰。斯所受之邪。有淺深所發之證。自分輕重。元氣非僅賴以衛外。實爲生命之本原。凡氣體壯實之人。偶因調護失周。一觸非時之氣。其病立卽發生。而現三陽經之證狀者爲新感。因氣壯則邪難內竄。其症自輕而易愈。至氣體虛弱之人。素來外衛不固。一經外感六氣。卽現三陰經之證狀。因氣弱而難支。故邪得以深入。其症覺重而難除。其有新感外邪。病不卽發。潛伏於內者。內經所謂邪之所湊。其正必虛。惟其元氣不足。內體空虛。故邪得潛伏以盤踞。經感觸新邪。始引動而發者爲伏邪。譬之爆烈藥之有導火線。必經導火線燃時。始行爆發也。內經所謂春傷於風。夏生飧泄。夏傷於暑。秋爲痎瘧。秋傷於溼。冬生欬嗽者是也。但六氣皆能潛伏爲病而觸發亦無定時。內經特引其端。非謂人感春令之風。必至夏令始發。所發必生飧泄而無他證也。然同一邪客爲病而有新感伏邪之分者。因受邪有深淺。生病有遲速。斯現證有重輕。人當知所別也。

表裏證治之區分　　按治病分爲營衞氣血。必須察其生病輕重之狀態。別爲受病區域之淺深。究之六氣均爲外來之表邪。以侵害一身之軀表。治之者宜認定邪之從外而來。法宜驅之由表而去。嘉言老人有言。人身一箇殼子。包着臟腑在內。從殼子上論。卽血脈肌肉筋骨亦表也。從近殼子處論。卽膀胱尾閭之間。亦出表之路也。人但知在外之皮毛爲表。實則皮毛爲表中之表。卽大小孔雖在內。亦爲裏中之表。惟五臟之間。精神魂魄志意之所居。乃眞謂之裏。而不可令外邪深入耳。所以傷寒之邪入內。有傳臟傳腑之異。

而傳腑復有深淺不同。如胃之腑外主肌肉而近大門。法宜解肌。驅從大門而出。內則通大小腸而近後門。或可用下之一法俾驅而出自後門。至膽之腑則深藏肝葉。前後門均難達汗下兩未合宜但從和解而已若傳至三陰。則逼近寢室。設無他證牽制。（即邪內伏而無向外之機）惟有大開後門。極力攻之使從大便出耳。今之治病者誤以包藏腑之殼子分表裏。而不知五臟深藏殼內。分主在外之血脈皮毛肌肉筋骨。此實爲裏中之裏。餘則表裏當如上述。難得混淆。認此則胸中了然。治病自知着手矣。

寒熱虛實之辨別　寒熱二氣者。六氣之本也。風暑燥溼者。寒熱二氣之變也。虛者正氣之虛。實者邪氣之實。凡寒熱得以客人皮膚而爲寒熱者。因表衛氣虛。受邪壓迫。外不能薰膚澤毛。則肌膚縮緊。毫毛單直而生寒。腠理閉塞。玄府不通。衛氣不得泄越而發熱者。此爲衛虛邪客在表而發生寒熱之理由也。其有元氣衰弱。不足內充。以致脈絡空虛。無力外禦。寒熱一襲膚表。

立卽內侵。暴現極寒極熱之劇證者。此爲虛極之氣。邪直入裏。致成寒熱之病狀也。亦有表邪傳裏。現證多端者。有從病體而分。有誤用藥而變。卽內經亦有所謂先寒而後生病。先熱而後生病者。總之病不能離寒熱之外。治之者宜靠虛實之間。寒熱或知所攸分。虛實多誤於診斷。差毫釐者謬千里。粗心人斷難得之淺嘗。是宜曲用其精切細膩之心。以求確能握定寒熱虛實之要領。又必無誤認其爲虛中之實。實中之虛。庶幾按部就班。不徒以病治病。確知虛實所在。爲之補不足而損有餘。以是應付人世之需求。問心方能無愧。

六氣病因之新解　近書新解六氣之病理。謂風乃氣之變態。過旺則起强度的充血。致成痙攣變態。過滯則起强度之鬱血。致成痲痹現象。謂之風。凡驚風中風等。皆痙攣及痲痹。故風之象徵爲充血中兼鬱血者。謂寒乃氣滯。動脈血流緩慢。其現象爲寒。全體微絲血管貧血則爲寒戰。局部貧血亦爲寒象。如胃寒脾寒之類。謂熱爲氣盛。動脈血流迅速。其現象爲熱。又稱內熱。全體之微絲血管充血。其現象爲發熱。又稱表熱。謂溼爲氣鬱。靜脈血流緩慢。其現象爲溼。爲全體鬱血之表徵。脾溼爲局部鬱血也。謂燥乃爲熱之繼續發生者。但有因內熱或表熱。致血中之漿液分泌過度。水分蒸發已多。則血液漸虧。是燥之象徵。爲充血中兼有貧血者也。謂火乃生理之局部充血爲火。如胃火肝火君火相火之類。綜其所解大意。係以風火燥熱之感於人。卽致體溫亢盛。血液中釀成最高之溫度。週身動脈及心臟異常緊張。遂爲充血證。或兼鬱血貧血。寒溼之感於人。卽致體溫阻滯。心臟衰弱。動靜脈血行遲緩。週身或局部爲貧血鬱血。均因體溫放散之功用失職。而生變化。因而波及循環障礙之病者。似偏就形質上分解。究未詳病狀發起之原因也。據西說誘因所生病。多稱爲充血鬱血貧血。又謂身體之一部或數部生病變者。稱曰局所病。或臟器病。其病變部曰病竈。是則血部爲誘因病變之病竈。而爲充爲鬱爲貧者。卽血部之病情。姑以字義釋之。充卽充滿之謂。鬱卽鬱結之謂。貧卽貧乏之謂。竊以如因寒溼阻滯血脈流行遲緩者稱爲鬱血理可相通。若因風火燥熱刺激。血脈自異常緊張。致失常度而至奔騰。何僅稱爲充血。如所稱腦充血之類。殆卽血被震盪上衝。如用此衝字。似覺較切然新說當自有淵源。未敢以鄙意妄加武斷。至如久病虛寒。脣面淡白。或上下出血過多。全體皮膚失其色澤。此可稱爲貧血。或外症癰腫破口腐爛濃血淋漓者。稱爲局部貧血。則眞貧矣。若因六氣之病。無論血中之漿液有無分泌。或血流如何緩慢。血尚未虧。似難謂爲貧血。中國醫學重氣化。理法具備於醫經。原難專就形質上皮相之談。遽謂深入醫門之堂奧。但中醫病在疏忽。鮮克悉心探討。精益以致其精。茲欲爲醫學開進化之門。力求發揚光大。應須將醫經奧義。共同討論推闡。窮極底蘊。而盡量發揮。俾學之者一目了然。方爲完善。倘或將一切新鮮解釋理由。祗吸取乎新名詞以表示其爲新學說。迷離眩目。致後學茫無適從。是我人仍厭故喜新。解者轉未得醫經之別有見解。夫宇宙間森羅萬象。有一物自具一理。是非所在。善爲折衷簡練揣摩。自能得古聖言中之意。且融會及其意外之言。膚見如斯。敢以質諸世之明達者。

病、由細菌之商榷　攷中說以外由六氣之感而病爲外因。西說則以誘由細菌爲誘因。西說之誘因。亦卽中說之外因。據西說以爲外界事物中最足誘起疾病之原因者。莫若么微有機體。卽爲細菌原蟲。其繁殖蔓延。混雜於食物。飛揚於空氣。附着衣服器皿之中。充斥寰區。無所不至。無時不有。依其實驗。以顯微鏡檢查病人血液涕唾二便中。得病有一種之細菌。狀各不同。謂如腦膜炎。認有一種雙球菌。白喉症。認有二端純圓菌。淋病。認有一種重球菌。肺癆。認有一種桿狀菌。他如霍亂瘧痢之細菌。其狀各異。覺信爲非菌不成病。既病必有菌。斯說成立。鐵案如山。故其研究治法。專以殺菌爲能事。

于是一般具有衛生學識者。深信病由細菌而無疑。試卽其說而申之。夫細者微也。菌卽蟲也。凡蟲必有卵。一切動物具有生活性者。莫不由胎卵溼化及時而生。果菌由卵而生歟。試驗之雞卵成雛。蠶子孵化。均須適當之溫度。尤有固定之時期。推而至於禽獸。無不皆然。則細菌之原蟲。苟非得適當之氣候。自不能孵化以入人身。抑須由溼化而生卵。更必需適當之氣候乎。是則細菌之全資氣化以生也明甚。近今有識之士。亦知細菌之生。乃本於六氣。若專事治菌。斷不能盡愈人病。例如雞納霜能滅瘧疾之胞子蟲。實因單純由胞子蟲發生寒熱。瘧者服雞納霜。則胞子蟲滅而寒熱除。故俗信外國雞納霜爲截瘧之靈藥者此也。詎知寒熱之病夥矣。外則多由風寒溼熱。內則多挾痰食等因。今人一見寒熱。卽指爲瘧。因之屢服雞納霜。非特寒熱不除。因之多致變生他症者。祗追悔瘧疾截之過早。誰克悟其爲風寒溼熱痰食之病源不清耶。在中醫之治外感。則全本於六氣。辨其寒熱。施以藥之溫涼。臨證處方病隨藥去。不用殺菌自能愈病。非僅華人不能加以否認。卽英法德日等國醫士。亦服中醫不殺菌而愈病之絕技。更證諸歐洲醫家沛登攷否氏三因鼎立之說。亦謂細菌卽入人體。苟非氣候不適於人而適於病菌發育。或非自身失抵抗力。均難病至成危。由是以觀。細菌不足爲人疾病之成因。而外病之原因。實由六氣所主動。此已爲中外所公認矣。竊謂外國醫學重形質。故力斥中醫所談氣化之無徵。玆亦知由形質而信氣化。足見外國醫士之虛心。奈何今之中醫。反置氣化於腦後。且豔羨西說爲新奇。顚倒迷蒙。難免趨而愈下。欲求進化。殊覺戛戛乎其難。

外因新說

中醫之謂外因。卽西醫之所謂誘因。古說外因。本以六氣爲主。新說誘因。則分理化學之刺激。特述其大概於下。

一酸素——酸素卽古說陽氣之謂也。譯西文曰養氣。譯東文曰酸素。名稱不同。其義一也。酸素爲吾人生活所不可少者。人盡知之。蓋人于安靜時。以正規呼吸。運動血液中之酸素與炭素有一定之容量。必使交換之機能。得適當之興奮。毫無障礙而後可。苟在多衆叢居雜處之場。或斗室窗牖閉塞之所。或登極高之山。（因空氣至高處酸素量愈少）或臟腑受近部病變器官壓迫。則呼出之炭素增加。而吸入之酸素減少。必至發生呼吸困難。終而疲癆。甚或至於停止。又如縊死絞死溺死之類。皆因呼吸器受其壓迫閉塞之故。是則酸素關於人生。實有不可須臾離也。

二食物—食物爲生活上之必需品。攝取不足。則起營養障礙。若攝取量極少。在二十日間。尚可支持。倘不禁其飲水。可延長至三四十日。凡生活體卽使食物全不攝取。惟日見羸瘦。至於一定時。自體組織分解盡時。始死。然食物攝取過多。則胃腸充滿。其結果消化阻礙。糟粕停蓄。亦足誘起胃腸積滯之病也。

三溫度—凡人居住。在適當溫度中生活最爲活潑。是爲溫適度。若溫度過高。卽爲疾病原因。如暴露于最高溫度中。或火爐之燃燒太猛。或在多人擁擠之地。體內造溫增多。外來之溫亦甚。必致呼吸促迫。瞳孔散大。熱極心臟。全身痙攣。又有身體一部受火傷。應視其溫度之高低。爲所傷輕重之現象。或身體一部受嚴寒時。發生類似之火傷。是爲凍瘡。以四肢末及耳殼等處較易患此。是明溫度之適否。實有關人之疾病與健康也。

四空氣—吾人之身體。完全受空氣所支配。空氣中氣壓之高低。在山上則氣壓增高在海面則氣壓減低。水分之潤燥。近燃燒而空氣乾燥近溝渠而空氣潮溼皆足致人之疾病。因空氣旣有所變易。斯疾病因之以生。此古說六氣爲病之一部分也。

五電氣—人身外界遊移之電氣。有時震傷人物。其初着人體局部。不外火傷。轉瞬間甚或致死。卽發生全身障礙。古俗謂之神譴。故少採納病理條中。近爲試驗引電器械而遭電擊者。時有所聞。似亦屬於理學器械之刺激也。

六光線—日光過烈時。人受其病。爲日射病。又因光線太强。照射表皮數小時。卽局部潮紅。漸次腫痛。終則脫皮。此爲日射病必有之症狀。近時專門家根據此理。有用光線浴及光線消毒法。使空氣蕩滌清淨。抑止微生物之發育。施之皮膚病症。確能收療治上之效也。

上列六種。除酸素食物外。如溫度空氣電氣光線等四種。皆統屬於理學之刺激。此下所列寄生物。卽屬化學之刺激也。

寄生物—寄生物者。寄生於人體。及動物之微細有機體之內外。因無獨立生活之能力。故曰寄生。

一原始動物—爲形體不全之下等動物。自單一細胞分裂爲二。以滋生繁殖。其狀類不一。已經證明者。大腸之阿米巴。於患赤痢者糞中常見之。又如患瘧疾大痲風。以顯微鏡檢查。均發見有不完備之微蟲。卽單一細胞之原始動物也。

二內臟蟲—新說以爲自食物傳入。或幼蟲或蟲卵。如扁蟲條蟲線蟲等。是開有生滅人體內而不生病者。亦有中道發育後。仍排泄於體外者。亦有寄生體內。繁殖極速。發生重篤之病症者。古說以爲物必先腐而後蟲生之證驗也。　三節足動物—多在人體外皮生活。如疥癬蟲毛囊蟲秋蟲木蝨以及蝨蚤臭蟲等。易爲疾病傳染之媒介也。　四植物性寄生蟲—卽各種傳染病之原細菌。是因屬植物性。故不稱蟲而稱菌。以其與草木間之菌類相似也。然此種細菌。非目力所能見。必藉千倍以上之顯微鏡。以臨照而後知之。據新說菌之種類分別法。　一分裂菌　二分芽菌。　三絲狀菌。—分裂菌之中。又別爲球菌桿菌螺旋狀菌三者之不同。分裂菌爲菌類中最小者。亦曰原始植物。淋菌肺炎菌腦脊髓膜菌等。皆屬於雙球菌重球菌之類。流行性感冒菌。爲桿菌中之最小者。脾脫疽菌。爲桿菌之最大者。白喉鼠疫。亦屬桿菌之類。霍亂菌則屬於螺旋菌之狀態。發芽菌一名釀母菌。多屬於腐敗之作用。絲狀菌亦能如分裂菌。由自體分裂而繁殖。寄生於人體。形狀不一。爲單一。或分歧線狀。或互相聯合構成關節。其能發生疾病者。實爲少數。大都營養腐敗之作用也。

外因結論

本科外因原祇以六氣爲限。如近書所編外因篇中。有屬不內外因者槪不加入。俾免紛歧。至外因一篇。經將六氣之原因。以及感觸發生之證狀略敘於前。復將夾帶各氣之病情。分列於後。其間雖略焉未詳。然於六氣錯綜幻變之因由。已稍爲探本尋源。頗足資爲考證。繼述外因雜論。末附外因新說。採取固屬無多。亦可藉以擴見聞。化裁通變。在乎人。新舊可不必過分畛域也。

內因總論

昔黃帝問於歧伯曰。余聞上古之人。春秋皆度百歲。而動作不衰。今時之人。年半百而就衰者。時世異耶。人將失之耶。歧伯對曰。上古之人。飲食有節。起居有常。不妄作勞。志閒而少欲。心安而不懼。形勞而不倦。氣從以順。各從其欲。所得皆願。是以嗜慾不能勞其目。淫邪不能惑其心。愚智賢不肖。不懼於物。故合於道。所以年皆百歲而動作不衰者。以其德全不危。故能形與神俱。而盡終其天年。度百歲乃去。今時之人不然。以酒爲漿。以妄爲常。醉以入房。以慾竭其精。以耗散其眞。不知持滿。不解御神。務快其心。逆於生樂。起居無節。故半百而衰也。移精變氣論篇黃帝問曰。余聞古之治病。惟其移精變氣。可祝由而已。今世治病。毒藥治其內。鍼石治其外。或愈或不愈。何也。岐伯對曰。往古人居禽獸之間。動作以避寒。陰居以避暑。內無眷慕之累。外無伸宦之形。此恬憺之世。邪不能深入也。故可移精祝由而已。今之世不然。憂患緣其內。苦形傷其外。又失四時之從。逆寒暑之宜。賊風數至。虛邪朝夕。內至五臟骨髓。外傷空竅肌膚。所以小病必甚。大病必死。故祝由不能已也。讀此可見古人處世。善於衛生。適合廣成子所謂必靜必淸。毋勞汝形。毋搖汝精。毋竭汝思慮。縈縈。故能全汝形。抱汝生。可使益壽而有極。反是則失順時養生之道。而開賊邪侵入之門。天元紀大論曰。天有五行。御五位以生寒暑燥溼風。人有五臟化五氣以生喜怒思憂恐。嘗聞釋家修身要旨。卽在六根清淨。六根爲眼耳鼻舌身意。七情爲喜怒憂思驚恐悲。六根實七情之媒介。六根果能清淨。則七情自無由以生。豈徒免生疾病而已乎。但人生在世。旣不能離社會而獨立。則六根自不能不時與環境相接觸。六根感於外。斯七情動於中。旣動於中。則必形諸外。發皆中節。謂之和。過度則違和。違和則病作矣。喜怒憂思驚恐悲。中醫謂之內因。卽爲情志氣變之病也。內經移精變氣論中。岐伯曰。治之極於一。帝曰。何爲一。岐伯曰。一者因得之。帝曰。奈何。歧伯曰。閉戶塞牖。繫之病者。數問其情。以從其意。是治病必要細探根原。如爲情志氣變之病。果知以情志之勝氣。而服其變氣。使氣之變者。復其常。於斯爲上。內經所謂喜勝悲。悲勝怒。怒勝思。思勝恐。恐勝喜者。是也。反之。所謂麤工兇兇。以爲可攻。故病未痊。新病旋發者。均因治病不求其本。妄施草木無情。多至厥身不保。是誰之咎歟。吾人須知七情乃天性所固有。苟能蘊喜悅。釋怒躁。節憂愁。鮮思慮。制悲哀。弭驚恐。至情所發。得其正。勿致過偏。斯臟氣不失其和。外邪自無隙可入。所以本篇論內因之病。於七情各歷敘常變之端。復附前賢治案。多有符勿藥之占者。所謂心病須用心藥醫也。繼述六慾五勞七傷致病之因由。並將內因新說錄之於後。欲學者知所師古。會權變。自可通今。

喜

素問陰陽應象大論曰。心在志爲喜。靈蘭祕典論曰。膻中者臣使之官。喜樂出焉。凡人所處之事境。有所樂則心動。動則氣達於外。而爲喜。屬情之正。當喜之來也。滿面春風。其興奮活潑之精神。足以使人愉快。故西人以常有喜悅之顏容。爲衛生卻病之要訣。經所謂喜則氣和志達。營衛通利。如能適度。喜固有益於身心。烏足致病。惟人之希望。或至過奢。患得患失之心腸多盤結而時縈痞痳。一旦忽得之意外。心氣轉難自持。未免因喜生驚。嬉笑幾無能自禁此驚喜交集之足傷心氣而爲病也。證之內經。謂精氣併於心則喜。又曰喜傷心經脈篇曰。心主手厥陰心包絡之脈。動則病喜笑不休靈樞本神篇曰喜樂者神憚散而不藏肺。喜樂無極則傷魄。魄傷則狂狂者意不存人。卽以其過喜則能生病也。俗云喜氣揚揚。蓋喜出於心其氣卽肺氣也。肺氣舒暢。喜出天然。過度則情蕩而不收。心肺二臟均失常而致病矣。近書言喜能適度則神經條達。血行調勻。若嬉笑無常。則神經弛緩。肺臟呼吸阻礙心臟之血液。流行遲滯。因之知覺中樞猝然痲痹。內臟機能失其常度。甚至癲癇等症叢生。此喜之致病。多出於不自知也

附案。先達李其姓。歸德府鹿邑人也。世爲農家。癸卯獲雋於鄉。伊父以喜故失聲大笑。及春舉進士。其笑彌甚。歷十年。擢諫垣。遂成痼疾。初猶間發。後至旦夜不能休。大諫甚憂之。從容與太醫某商。因得所授命家人

紿乃父云大諫已沒。乃父慟絕幾殞。如是者十日。喜笑漸止。佯而爲郵語曰。趙大夫治大諫絕而復甦。李因不悲而笑病亦不作矣。蓋醫者意也。喜則傷心。濟以悲而乃和。技進乎道矣。……邱一誠治一女子。恆喜笑不止。求診。問平生所愛何衣。令着之。使母與對飲。故滴酒沾其裙。女大怒。喜笑之病遂瘥。……莊先生治一喜極而病者。莊切其脈。爲之失聲。佯曰吾取藥去。數日不來。病者悲泣。辭其親友曰。莊先生一去不來。是病不可療。吾不久矣。莊知其將愈。而來慰之。人詰其故。莊引素問曰懼勝喜。可謂得元關矣。

怒

素問陰陽應象大論曰。肝在志爲怒。蓋恐爲剛暴之氣。屬於肝膽。肝膽屬木。木性爲直。有所鬱不能遂其直達之性。因激而成怒。凡人一有感觸。怒氣勃發之時。輒見鬚眉畢張。聲洪面赤。譬之潮湧火升。不可制止。當其怒時。縱一發如雷。及發後仍不失天然態度。病何自生。倘或怒方盛而强令進食。其時胃氣經已牽動。食入胃而胃氣未平。斷難續行消化之工作。積聚等病。由是以生。此怒雖發于情之正。非善爲調劑。則不能。氣交變大論曰。歲木太過。甚則忽忽善怒。……歲土不及。民病善怒。靈樞本神篇曰。肝氣實則怒。素問藏氣法時論曰。肝病者兩脇痛引小腹。令人善怒。調經論曰。血有餘則怒。血併於下。心煩惋善怒。病能論曰。有病怒狂者。生於陽也。陽氣者暴折而難決。故善怒。舉病論曰。怒則氣逆。甚則嘔血飧泄。疏五過論曰。暴怒傷陰。上述各節經旨。可知怒之發。全屬於肝膽。其有肝火素盛。氣從上逆。遇事易怒。是不應怒而怒者。此非發于情而根於肝者也。其結果皆能致病。在治療上平肝較易。如欲移易其情志良難。近書謂怒爲無意識神經之衝動。動脈血壓增加。靜脈還流停滯。而呈怒張之象。多至微血管破裂。而爲吐衄。或肝藏細胞內分泌素刺激腦部神經。運動中樞。甚則痙攣。血液增變糖量。且至發酵而腐敗。過怒氣憤。至不可忍時。定必盪心短氣不得息。類似欲絕之狀也。

附案 項關令之妻。常好怒罵叫呼。欲殺左右。惡言不輟。饑不欲食。衆醫半載無效。張子和視之。曰此難以藥治。乃使二媪各塗丹粉作伶人狀。其婦大笑。次日又令作角觝。又大笑。其旁令兩個能食之婦。常誇其食美。其婦亦索其食而爲一嘗之。不數日怒減食增。不藥而瘥……王中陽治一婦怒其夫有外好。因病失心狂惑。晝夜怒罵不休。舉家圍繞捉拿不定。王視之。陰令一人於其前對旁人曰。可憐某婦人中暑暴亡。病婦聞之忻然。問曰。汝何以知之。說者曰。我適見其夫備後事也。病婦有喜色。厥疾乃瘳。醫貴有才。方知通變。無才者安能應變無窮耶。

憂

素問陰陽應象大論曰。肺在志無憂。令人心境狹隘。小有拂意。輒自懷憂。又或漫希望於絕無僅有之端。以是爲親切之隱憂。而不能自解者。靈樞本神篇曰。憂愁者氣閉塞而不行。口問篇曰。憂思則心系急。心系急則氣道約。約則不利。故太息。然憂雖屬肺。亦關于脾而系于心。肺居華蓋之頂。下通心肝之氣。心有所愁苦而不樂。則上逼乎肺而成憂。脾與肺同稱太陰。同行氣以給衆臟。憂既傷肺。則氣滯於內而不通。氣不通則二便閉而傷脾。故憂又爲脾病。傷肺則脈必濇。憂則隔塞否閉。氣脈斷絕。而上下不通矣。近書謂憂乃神經鬱滯不舒。以致阻礙新陳代謝機能。且至影響消化器官。積久則成貧血證狀。若循環系發生障礙。必至波及全身。關係吾人之生活更爲重大。殊未可膜視之也。

附案　一宦素謹言。一日會堂屬官。筵中有蘿蔔頗大。客羡之。主曰。尚有大如人者。客皆笑以爲妄。主乃悔恨自咎曰。人不見如此大者。而我以是語之。宜以吾言爲妄且笑也。因而憂鬱成疾。藥皆不應。其子讀書明達。思其父素不輕言。因愧赧憂而致病。必須實所言。庶可解憂。遂遣人至家取蘿蔔如人大者至官所。復會堂屬。强父扶病而陪酒。至數巡。以車載蘿蔔至席前。客皆驚訝。其父大喜。厥日疾瘳。……一縣差拏犯人。以鐵索鎖犯。行至中途。投河而死。犯家告所差索騙威逼致死。所差盡費家財以求脫罪。憂貧成病。如醉如癡。謬言妄語。無復知識。其友請汪石山診之。汪曰。此以費財而憂。必得喜方解。豈藥所能治哉。令其鎔錫作銀數錠。置之床頭。病者見之果喜。握視不置。其病遂愈。此卽以喜勝憂也。

思

素問陰陽應象大論曰。脾在志爲思。而脾之神爲意。意者心之發也。由發而漸引曰思。故思發於脾而成於心。卽俗所謂用心思者是也。蓋思想本爲創造力之結晶。文明演進。此爲重要元素。人固不可不思。苟非越出相當之範圍。誠有利而無害。但思之與憂。其原因雖各個別。而系統上實多牽連。當其汲汲然欲有所求。恆憂所思之難得如意。迨至茫茫然一無所得。愈思失計之大爲可憂。以是往來於心。無時或釋。空中樓閣。擾亂神經。憂則氣沈。思則氣結。沈閉固結。氣機已失其靈活之運用。即飲食亦難得如常。病證潛滋。所傷非小。內經痹論曰。淫氣憂思。痹聚於心。靈樞本神篇曰。因志而存變謂之思。怵惕思慮則傷神。神傷則恐懼流淫而不止。舉痛論曰。思則氣結。思則心有所存。神有所歸。正氣流而不行。致令氣結。是思之太過。定至神凝氣結。氣神既傷。則百病俱作矣。近書所謂過思則神經疲勞。消化延滯。食欲減退。障礙全身之營養。而成貧血症狀。觀乎多思之人。肢體消瘦。即爲營養缺乏之表徵也。

附案　張子和治一富家婦人。過於思慮。二年不寐。無藥可療。其夫求張治之。張曰。兩手脈俱緩。此脾受之。脾主思故也。乃與其夫約以怒激之。多取其財。飲酒數日。不處一法而去。其婦大怒出汗。是夜困眠。如此者八九日不寤。自是脈平食進。

一女許嫁後夫。經商二年不歸。因思不食。困臥如癡。無他病。多向裏牀睡。朱診之曰。此思想氣結也。藥難獨治。得喜可解。不然。令其怒。脾主思。過思則脾氣結而不食。怒屬肝木。木能尅土。怒則氣升發而衝開脾氣矣。令激之大怒而哭。至三時許。令慰解之。即索粥食矣。朱曰。思氣雖解。必得喜則庶不再結。乃詐以夫有書。旦夕且歸。後三月。夫果歸。病已全愈矣。

鄺子元由翰林補外十餘年。不得賜還。思而成疾。每疾作。輒昏憒如夢。或發譫語。有時不作。無異平時。或曰。眞空寺老僧不用符藥能治心疾。往叩之。老僧曰。相公貴恙起於煩惱。生於妄想。夫妄想之來。其機有三。或追憶數十年前榮辱恩讎。悲歡離合。及種種閒情。此是過去妄想也。或事到跟前。可以順應。乃畏首畏尾。三翻四覆。猶豫不決。此是現在妄想也。或期望日後富貴榮華。皆如所願。或期功成名遂。告老歸田。或期望子孫登第。以繼書香。與夫不可必成不可必得之事。此是未來妄想也。三者妄想。忽然而生。忽然而滅。禪家謂之幻心。能昭見其妄而斬斷念頭。禪家謂之覺心。故曰不患念起。惟患覺遲。此心空若太虛。煩惱何處安脚。又曰相公貴恙。亦原於水火不交。何以故。凡溺愛冶容而作色荒。禪家謂之外感之欲。夜深枕上思得冶容。或成宵寐之變。禪家謂之內生之欲。二者之欲。綢繆染着。皆消耗元精。若能離之。則腎水滋生。可以上交於心。至若思索文字。忘其寢食。禪家謂之理障。經綸職業。不告劬勞。禪家謂之事障。二者之障。雖非人欲。亦損性靈。若能遣之。則心火不致上炎。可以下交於腎。故曰塵不相緣。根無所偶。返流全一。六慾不行。又曰苦海無邊。囘頭是岸。子元如其言。乃獨處一室。掃空萬緣。靜坐至月餘。其疾如失。

驚

驚由外界暴來之感觸而心動。故驚亦屬於心。凡心氣强固者。雖遇危異。亦不爲動。惟心氣先虛。始有所觸於外。而易動其中。如因猝聞巨聲。或目擊異物。或遇險臨危。突如其來。驟行發動。致此心惕惕然生驚。內經舉痛論曰。驚則心無所倚。神無所歸。慮無所定。故氣亂。痹痛論曰。肝痹者夜臥而驚。素問至眞要大論曰。少陽之勝。熱客於胃。善驚。譫妄。陽明脈解篇曰。足陽明之脈病。惡人與火。至聞木聲。則惕然而驚。鐘鼓不爲動。蓋暴驚本屬於心。病驚則多由肝胃。肝屬風木。木多震動。故病爲驚駭。胃多氣多血。血氣壅則易熱。熱則惡火而易驚。肯氣厥則爲憂懼。故惡人之煩擾而驚。陽明屬土。土畏木。故聞木聲而驚。驚則氣亂。鬱而生火。生涎。涎與氣搏。變爲短氣。自汗。眠多異夢。隨卽驚覺等證。當求其端而治之。吾人苟知涵養。心不外馳。則氣不內亂。雖遇種種可驚之事。視爲故常。非特不至妨礙健康。亦且無庸妄自生驚。被人譏笑爲絕無膽識也。近書謂驚由神經感受暴來猛烈之刺激。則靜脈弛張。不能行其吸收血液。促進循環之工作。每易招致癲癇精神病也。

治案　衛德新之妻。旅中宿於樓上。夜值盜劫人燒舍。驚墜牀下。自後每聞有響。則驚倒不知。家人輩躡足而行。莫敢冒觸。有聲。歲餘未痊。諸醫作心病治之。屢用人參珍珠及定志丸皆無效。張子和診而斷之曰。驚者。爲陽從外入也。恐者。爲陰從內出也。驚者謂自不知也。恐者自知也。足少陽膽經屬肝木。膽者敢也。驚怕膽傷矣。乃命二侍女執其兩手按高椅之上。當面前置一小几。張曰。娘子當視此一木。猛擊之。其婦大驚。張曰。我以木擊几。何以驚乎。伺少定擊之。驚稍緩。又斯須連擊三五次。又以杖擊門。又遣人擊背後之窗。徐徐驚定而笑曰。是何治法。張曰。內經云。驚者平之。平者常也。平常見之必無驚。是夜使人擊門窗。自夕達曙。蓋以驚者神之上越。從下擊几。使其下視。所以收神也。一二日後。雖聞雷亦不驚。德新素不喜張。至是終身壓服。如有人言張不知醫者。每自執戈以逐之。

恐

素問陰陽應象大論曰。腎在志爲恐。恐者。畏懼不安也。在內部常多恐怖自危。如人將捕之狀。而所以致恐怖之故。大抵受外界之刺激而然。一經刺激之來。輒不免有刻難自安之恐怖。其蓄也久。故其發之也遲。考恐之原因。其先也遇事多疑。因疑竇開而生揣測。疑之愈深。則恐之愈甚。恆致精神昏瞶。彷彿疑似。或有妄見妄聞者。因恐而生氣下之故也。靈樞經脈篇曰。腎足少陽之脈。氣不足則善恐。心惕惕如人將捕之。舉痛論曰。恐則氣下。恐則精卻。卻則上焦閉。閉則氣還。還則下焦脹。故氣不行矣。靈樞本神篇曰。恐懼不解則傷精。精傷則骨痠痿厥。精時自下。……肝氣虛則恐。……心怵惕思慮則傷神。神傷則恐懼自失。宣明五氣論曰。胃爲氣逆爲噦爲恐。考恐雖有腎肝心胃之分。究其原實由於腎。蓋腎水充則肝血足而膽壯。腎水薄則肝血虛而膽却矣。胃屬土。土邪傷水則爲恐。此悔其所不勝也。心藏神。火傷畏水亦爲恐。此畏其所不勝也。故恐之證。雖屬腎之本志。而能旁及他臟也。據上所列經旨。是因內臟之虛。致生恐怖之症。然丈夫處世作事。正大光明。暗室不欺。屋漏無愧。佛書所謂心無罣礙則無恐怖。自反不縮。即使一旦橫逆之來。奚足以動吾心之恐怖耶。近書謂恐之成因。由於有意識神經。感受刺激遏止無意識神經之作用。而顯出一種畏却之狀態。恐懼則腎臟細胞萎縮。副腎髓質之分泌液。不能逼血上行。甚至運動神經麻痺。筋肉動作不全。靜脈還流不足。致惹起鬱血等症也。

附案　沈君魚病恐。終日畏死。龜卜筮數無不叩。名醫之門無不造。一日就盧不遠診。盧爲之導諭千萬言。略覺釋然。次日又就診。以卜當十日死。盧留宿齋中。大壯其膽。指菁山叩問谷禪師。授參究法。參百日。念頭始定而全安矣。戊午過東瀛。吳對亭大參山房。言及先時恐懼狀。蓋君魚善慮。慮出於肝。非思之比。思則志氣凝定。而慮則運動輾轉。久之傷肝。

肝血不足則善恐矣。情志何物。非世間草木所能變易其性。惟參禪一着。內忘思慮。外絕境緣。研究性命之原。不爲生死所惑。是君魚對證之大藥也。君魚病良已。能了知此中藥物否。

悲

悲爲哀感不勝之狀態。自屬內傷七情發生。惟悲之一途。其隱憂或有難於告人。醫之者幾無從善爲體會。其心之最爲悽慘。而固結難開。且無可發洩。而危險特甚。其結果定至食量減。而形容枯槁。神氣衰頹。恆作過度之悲哀。並受環境之影響。甚至作厭世觀念。釀成自殺者多矣。然天下不如意之事。恆十居八九。昔李青蓮春夜宴桃李園序。謂天地乃萬物之逆旅。光陰爲百代之過客。謫仙曠達。千古名言。果能看破世情。則世界不過一大戲場。何妨任他玩弄。浮生幻夢。富貴浮雲。可喜者本不足喜。可悲者自無庸過爲之悲也。玉機眞藏篇曰。悲則肺氣乘矣。舉痛論曰。悲則氣消。悲則心系急。肺布葉舉。而上焦不通。榮衛不散。熱氣在中。故氣消。靈樞本神篇曰。肝悲哀動中則傷魂。悲哀動中者。竭絕而失生。是則過悲均能成病矣。近書謂悲因有意識之中樞神經。反應興奮而起之表現也。必病呼吸淺表。心之搏動亢進。久則吸養排炭。反血運上之諸種機能。皆陷入退行性之疲勞狀態矣。

附案　州監軍病悲不已。郝允告其子曰。法當得悸卽愈。時通守李宋卿御史嚴正。監軍所憚也。允與其子請於宋卿。一造問責其過失。監軍惶怖汗出。悲疾乃已。

六慾

六慾者。六根所生之慾。佛書以眼耳鼻舌身意爲六根。其所主雖各不同。而於事實上確有連帶之關係。蓋眼之於色。耳之於聲。鼻之於臭。舌之於味。因有所觸于外。遂卽起意于中。由意中而生好惡。意有好惡。則身之動止隨之。苟有所好。必恣其所欲。縱慾無度。其不至於病者幾希。

五勞

古云。曲運神機。爲心之勞。心勞則血損。盡力謀慮。爲肝之勞。肝勞則神損。意外過思。爲脾之勞。脾勞則食損。預事而憂。爲肺之勞。肺勞則氣損。矜持志節。爲腎之勞。腎勞則精損。此爲舊說之大概。至新說則多包括於神經方面。凡形體受病。能感及於精神。而精神受病。亦能影響於形體。神經病與五臟病。不可爲二者之分也。

七傷

七傷者。憂愁思慮則傷心。大怒氣逆則傷肝。飲食過飽則傷脾。形寒飲冷則傷肺。久坐溼地强力入房則傷腎。風雨寒暑則傷形。太恐懼不節則傷志。又如所謂久視傷血。久行傷筋。久坐傷肉。久臥傷氣。久立傷骨。過醉傷神。房勞傷精。種種前說。多起於內因。而後說多由於外因。至後人所言七傷。一曰陰汗。二曰精寒。三曰精滑。四曰精少。五曰囊下溼痒。六曰小便澀。七曰夜夢陰入。此皆專屬生殖器病。以其腎病則生源絕也。

內因新説

中醫之所謂內因。即西醫所謂素因。古說內因專屬情志之爲病。新説謂之素因者。即易感病症之體質也。分言之。有先天後天通性之三區別。凡稟受父母之遺傳者爲先天素因。感受於有生之後者爲後天素因。混合於二者之閒者爲通性素因。先天素因。稟受父母之遺傳。如父或母爲肺癆質。或有梅毒癲癇神經衰弱等症。多有能遺傳於子女者。此謂爲先天素因。至後天素因。係感受於有生之後。如酒客之胃病。烟體之肺病。由嗜好所造成。他若外界之事物。防禦失宜。則體中抵抗力弱。因而易受外因之疾病。如多汗之人。易於傷風。性躁之人。易成腦痛。此謂之後天素因。若通性素因。則爲混合於先天後天二者之閒。例如肺熱之體。易患肺炎。疫溼重之體。易患虎列拉。血熱氣結之人。易患鼠疫。液虛熱壅之體。易成白喉等類。此謂之通性素因。

茲將有關內因諸新説。分錄於後。

一遺傳　吾人於父母之體質精神行爲色澤。以及一切特異之性質狀態。均足以傳與其子孫。今所謂遺傳者。指疾病之遺傳也。考其病根。遺傳之原。實由男女交媾時。於精蟲卵珠結合之際。遺傳機已潛伏。由姙孕之構造變常。如短視肺病精神病神經病酒精中毒嗜好等病。又如父母當受孕之際。或姙娠之中。不幸而患結核梅毒痘瘡熱性諸病。値小兒產下後。卽發與父母相同之病。則謂爲傳染病之遺傳。考其由來。因各種之病毒。侵入胚細胞及姙孕中。或自母體輸於卵膜胎盤之中。或因姙娠時之交接。偕精蟲同入子宮。達於兒體而傳染者。此僅可視爲子宮內傳染病而已。不得謂之遺傳病也。所謂遺傳病者。乃子孫之疾病。有類似其父母或祖先者。則分有全部遺傳。局部遺傳。融合遺傳。直接遺傳。隔世遺傳。交叉遺傳。復現遺傳。限性遺傳者是也。至血族結婚之害。極與疾病有關。因男女之合。暗中具有陰陽二電。電學公例。同性之電則相拒。異性則相合。若爲血族。其各種組織構造。決不能相合互助。使之平均。以致不易姙娠。且易流產。所以血族結婚者之子孫。多虛弱畸形。癡愚聾啞及精神病。已爲世人所公認。若血族結婚之夫婦。已具同樣病的素質者。則其遺傳子女之病的素質。亦從而加倍焉。卽使毫無病的素質之夫婦。歷代結婚。其遺傳之子孫。必無善良之影響。可斷言也。

二體質　體質云者。吾人全身發育之狀況也。然因人而異。頗不一致。要而言之。不外有强壯薄弱之分耳。强壯者抵抗力多。故患病甚少。卽病亦易療治。若薄弱之體。則易爲病所襲。且較難瘳也。

三年齡　年齡爲疾病之重要素因。未可等閒視之。蓋小兒壯年老人。因其年齡不同。故有特異之疾病。茲簡括言之。　小兒自產後一年內全身虛弱者。卽多疾病。是因營養看護不得當所致。二歲時以呼吸器病神經病消化器病爲多。自是以後至十五歲之內。最易發生急性病傳染。如痲疹痘瘡喉痧猩紅熱等是也。壯年男多花柳病。女多子宮病。凡潛伏性精神病。亦多於此期發作。及身體完全發育之後。又多結核病。變中年時代服務社會奔勞思慮。尤易發生神經病及精神病。老年之組織營養。漸致障礙肝心等臟器。往往脂變彈力組織官能減退。發生肺氣腫動脈硬變痰喘猝中等症。

四性別　性有男女之別。因體質之强弱及生活法迴別。而罹病亦不同。凡男子體多强壯。智力豐富。血液亦多。而女子則一一與之相反。惟脂發育較男子爲佳良耳。智力雖不及男子。而感情過之。男女性質不同。如是宜其對於疾病之感受亦各殊。且男子爲社會服務。精神上刺激較女子爲多。故易患精神病。更因飲酒徵逐。多生淋病梅毒肝臟硬變及動脈硬變等症。至女子鬱處家中。終日不見活動。故貧血病及精神病亦較多。又男女二性之生殖器構造各異。故所發之病。均有特因。如陽痿疝氣睪丸腫脹之類。係爲男性所獨發之病。至於胎產經帶等類。則屬女性所獨發之病也。

五職業　人之職業不同。所患之病亦各異。大抵勞動者多耗氣。安逸者多損精。所得之病自因其耗氣損精而別之。再就貧富以分。貧人之食物不足。常缺乏滋養分。且住居及其他衛生之事。或有不能適當。故貧人所得之病。每因營養不足。不適衛生。以及因勞致傷之影響。富者則不然。衣食既足。且諸事整理。似可少生疾病。惟履厚居豐。享受太過。仍害衛生。究其原因。病多在於少運動。

六人種　人種不同。斯所生之疾病及死亡率亦大有差異。是非由於體質之不同。實社會上生活法及天然境遇之差異有以致之也。彼猶太人具有精神病及神經病之素因。故多生精神病及神經病。歐美人之內臟多起澱粉變性及尿酸鹽沈着。日本人多腳氣病。美洲人多患結核。痘瘡流行性感冒。斐洲人多生破傷風。此皆世界上最顯著之事實。至如中國俗稱北人多病寒。南人多病熱者。實多因土地氣候習慣等環境所造成也。

內因結論　內因卽情志之爲病。喜怒憂思驚恐悲屬於情志。心之所之謂之志。志之所動謂之情。七情病根雖本於臟。仍多關係於心。考七情之病宜分爲二。有內因臟氣之病而外現七情之狀者。有外因觸動七情而內傷五臟之氣者。前病必需藥治。以調臟氣之偏。後病宜用意治。以制臟氣之變。然內因重在七情者。以七情之病。人多漠視之。以爲無足重輕。使治之未得其方。亦易戕其生命。至於影響外因六氣之來侵。尤爲可慮。故本篇內因首先分列七情。各附前賢以情治情之成案。以見治法之別具巧思。病有非藥石所能奏效者。神乎其技。愈以顯國醫哲學之獨自擅長。有非若外國徒尙形質上搜求於七情之病態。或可用解剖機械妄以爲測驗可得而知也。次敍六慾五勞七傷者。因均關於自身所生之病。俾知外因內因各有所屬。絕對不容混淆。至西醫之素因。卽中醫之內因。惟素因經分爲先天後天通性三區別。主義各自不同。因將新說採附於斯。或可收攻錯他山之益。

不內外因總論

不內外因者。卽飲食金刃蟲獸所傷。一切人事不測之爲病也。此皆出於不知檢未及防難預料之情事。致自虞夏三代以上。風淳而民樸。身忘其安危。至漢唐遞下。其風土民情。雖不及上古之淳樸。然四民各執其職。亦少意外之虞。當今之世。文明日增進化。而離奇怪幻之現象。愈演愈多。或且無地不有荆棘豺狼。無刻不同臨深履薄。吾人惟有守分安命。順時聽天。至於不知檢未及防難預料者之適遭變故。其人其事。似難付諸造化。補救藉用人工。茲撮其要約分四條於下。

飲食

世間一切食物。皆吾人之生活所藉以維持者。不能一日或缺。食得其宜。自益身體。然日常飲食之品。有兩性相反不得相合者。有物質變化而含毒素者。例如河豚魚之與荆芥。羊肉之與南瓜。鱉之與莧。蜜之與葱。鯽魚之與甘草柹之與酒及蟹之類。卽爲兩性相反。若誤入口腹。輕則生病。重則必至傷生。又如鮑魚之與木耳。羊肉之與生魚羊肝之與生椒。豬肉之與羊肝胡荽。豬脂之與梅子。雞肉之與蒜。雞蛋之與鱉。雞之與莧茄野鴨之與豆豉木耳。羊肉之與醋。魚之與芥葉砂糖。蝦之與豬肉。羊肝之與筍之類。亦爲兩性相反。誤食亦多生病。他如魚頭正白如蓮珠至脊。鱉目凸陷。及腹下有王字形。魚頭似有角。魚目合。鰕無鬚。蟹目相向。足斑目赤。白首雞。以及六畜之肉。有如朱點。魚肉及肝。落地不着塵土。肉落水浮。至一切魚肉菜類。形色與味之反其常者。氣質因之亦異。卽爲物質變化而含毒素者。若誤食之。多致傷生。非止生病而已。茲祗略舉數端。不能盡述。　新說謂凡化合性之物質。於身體上有損害者。謂之毒物。原因飲食中有毒之物質。誤食入內。排泄之力不足。由是鬱滯其中。必至破壞固有之生理作用。於一定臟器發生變化。甚或發生全身之障礙者是也。

金創

凡遭金刃棍拳等類所傷者。多屬臨陣之兵。及鬬毆失防所致也。又如走跑跌仆。從高墜下。以及竹木玻璃等物所刺者。則由自身不愼之故。新說謂各種器械作用。皆可使組織破裂。及淋巴管之變化。據器械刺激。雖不强大。倘反覆作用其局部組織之性狀。惹起種種病變。如表皮粘膜。受輕度刺激。持續作用。可使組織萎縮。或變爲畸形者。卽上所謂金刃微傷之症狀也。又據或於外部不能證明障礙。而因神經痲痹。或興奮之結果。則一部組織壞死循環障礙發生炎症。通常輕度器械作用。持續反覆。亦可發生充血及炎症者。卽上所謂棍擊拳打跌仆從高墜下等所傷之症狀也。又據因器械作用。而使身體組織聯絡斷離。卽如金刃所切傷刺傷挫傷銃傷骨折等類。胥視器械之鋭鈍。外力之大小强弱遲速。及被害部分之抵抗力如何。而轉歸經過。亦各不同。若外力作用於腹部。則內臟破裂。在曾經疾患器官。雖輕微外力。亦起破裂。因出血而致命。如頭蓋遇暴力打擊。則腦官能痲痺。陷於人事不省。受傷輕者。經一定時可復醒覺。重劇者卽因而致命。卽上所謂金刅損傷最重之症狀也。又據凡組織內侵入異物。對於周圍有壓迫作用。屢起反應性炎症。白血球滲出結締增殖肉芽組織新生。且因是形成膜囊。多致細菌乘隙得以侵入組織內聚集一處。漸次繁殖而爲腫瘍者。卽上所謂竹木玻璃等物所刺之症狀也。

蟲獸嚙咬

凡被蜈蚣蜘蛛壁虎蜂螯蚯蚓蛇蝮瘋犬虎狼等所傷者。均屬蟲獸嚙咬之類。因蟲獸等牙齒俱含毒素。受咬輕者。毒在皮膚。重則侵於血液。甚則攻入內臟。亦能致命。茲將上列所傷發生狀態。各附救治簡方。分錄於下。

蜈蚣咬處。腫痛難堪。治法用蜒蝣搗塗咬處。其痛立止。又用極舊竹箸。將箸頭向火燒黑。取下研敷患處卽愈。又用生白礬火化。滴咬處。痛止腫消。又用隔蒜灸咬處多壯。以痛止爲度。本草謂蒜療瘡毒。有回生之功。凡取用以灸一切毒蟲咬痛。屢效不爽。　蜘蛛咬處。有赤色細如筋。隔宿漫腫。若毒內攻。腹必脹大。或中其毒。遍身發生瘡子。治法用布縛定痛處。勿使毒行。急用貝母末五錢酒冲服至醉。瘡出水卽愈。又用大葱一根。去尖頭作孔。將蚯蚓入葱葉中。緊揑兩端。勿泄氣。頻搖動。蚓卽化爲水。點之立瘥。又用大藍汁一碗。以蜘蛛投之。至汁卽死。取藍汁加麝少許。更以蜘蛛投入。隨化爲水。頻點自愈。壁虎嚙處。頃刻焮腫。寒熱惡心。其痛徹心。治法祇用隔蒜灸至痛止爲度。毒蜂螫入皮膚。淺則腫痛。深必腹膨。治法用生芋根搗敷。則痛止腫消。　蚯蚓咬其毒中人。形如大瘋。治法頻服鹽湯。並以鹽湯薰洗自瘥。　蛇之狀類不一。惟蝮最毒。其狀頭尾一般。如搗衣杵。俗名木蛇。居樹上。見人則跳來嚙之。其人卽刻神昏。嚙處立腫。遍身皮脹。色變黑黃。治法用麥冬湯冲白芷末灌下。黃水自其口出。四肢毒氣立消。又用嫩黃荆葉搗爛敷之。其痛立止。又用靈脂末一兩。元黃末五錢。酒調服。渣塗咬處立愈。……外治法。初咬時以溺頻洗。拭乾。隔蒜灸至痛定。後以新人糞塗之立愈。以上諸法。統治一切毒蛇所傷。不論輕重。依法急治。均能奏效。如腫至爛時。則用新汲水洗淨。以白芷末少加膽礬麝香糝上。惡水涌出。卽漸復原。　癲狗咬處皮膚堅腫而痛。其毒入裏。多現嘔惡頭痛。甚則牙緊。治法外以隔蒜就咬處灸三十壯。其痛卽止。又用斑蝥七隻。去頭翅足。糯米炒黃爲末。酒煎空心服。取下惡物卽瘥。如服後腹痛急者。用靛汁或川連湯服之自解。又用糯米一勺。（重約一兩零）斑蝥廿一隻。分三次炒至青烟爲度。去蝥取米爲粉。冷水入麻油少許。空心服。取下惡物。雖至重危。不過二服卽瘥。以上兩法。均出本草。憶有友人在融邑執外科業。昔曾談該邑某以專治癲狗咬傷之藥。售而致富。每劑洋八角。遠近患者咸向購之。究無從知其祕。嗣有同街某往購。旋據向買時。渠適檢藥探親未回。因宿其家以候之。臨臥時偶於牀頭見有紙包。特啓視之。其狀似蟲。

疑卽此藥。密取其三隻。留爲試驗。因向索購回之藥。則爲米粉。持歸細加檢閱。見有小足。確爲此蟲之足。想卽炒糯米時所偶遺者。後詢知蟲爲斑蝥。由是某所售之祕藥經察覺而公佈於人矣。　狠虎所傷。流血必多。其傷處卽刻變爲黑色。痛不可忍。急用生豬油或肉。以塞其孔。隨塞而肉隨化。庶不致肉未變黑者更多腐敗。後以地榆末敷傷處。血止痛瘥。再用湯藥調服。以解其毒。如被咬重者。多至形不全而命不保。想無治法之可施矣。

自害服毒

凡尋短見輕生自縊自殺。以及自服鴉片信石等。皆屬自害之類。縊絞死者。卽新說。所謂呼吸因受壓迫。使之閉塞。而終於窒息者是也。查縊絞之時。自旦至暮。身雖已冷。救尙可活。自暮至旦。陰盛難救。但心頭微溫。手足尙柔者。雖過一日者。猶可救治。切勿坐視。法將縊者徐徐抱住。緩緩將索解下。安被正坐。有髮者一人將髮提緊。不可縱緩。俾頭頸正直。不可抵垂。後將手揉其。項痕撚圓咽喉氣管。令二人用筆管吹氣入兩耳。二人按摩推拿胸腹腰背灣。曲手足使其氣血流通。又將棉軟物緊塞前後陰。並以手掩其口。均不令其泄氣。更得一人以已口對縊者之口輕輕送氣不絕尤妙。以上手術約行二小時久不可間斷。另用半夏末或皂角細辛末或臥龍丹及一切通關藥散。吹入鼻孔。得嚏則氣通。如氣已脫。急灸兩腳心五七壯。並宜先灌姜湯或用陳皮八分肉桂五分厚樸一錢薑夏一錢乾薑五分煎灌。不可灌以茶水俟呼吸氣通。眼開身和。咽漸能嚥。方可飲以清粥湯。又法炒熱鹽二大包。輪熨頭頸至臍下。冷則炒熱。不可住手。熨至氣順身熱眼開能嚥而止。又用雞冠血滴入口鼻中。男用雄女用雌。均有效。又用眞山羊血三分爲末。酒沖灌下卽活。

自殺者俗曰自刎。救法急將頭扶住。乘其氣未絕額與身未冷用絲線縫合刀口。如口小不必縫急將活雄雞扯下熱皮。冷則無效以之掩於刀口周圍蓋護用棉帛同棉花札好。外用舊布裹縛五六層。不可泄氣。令刎者仰臥用高者枕頭。

令頭不直則刀口不開。謹避風寒。衣被蓋暖。用白米一合人參一錢生薑三片同煮粥湯飲之。即請金創專科醫治自可復原。

服鴉片治法曾聞服鴉片者救愈後。自述鴉片初入腹時。茫然不知約經一時。即覺有物一條自腹直上塡塞胸膈。恍若冷水。因即心煩意亂呼吸較難口不能言身不能動迨灌藥後。胸膈頓開既吐則腹亦暢。漸能言動矣。據上所述經過情形。無非因鴉片性極黏澀。一入口腹。彌漫充塞胃腸凝滯氣血表裏閉鬱不通至於窒息。新說謂鴉片屬於痲醉劑。若入腹中。其毒不僅起神經官能障礙。必發呼吸循環諸障礙。終至心臟痲痹救治方法。先將其人放於溼地。以箸橫放口內。切不可見日光。又以手帕浸冷水覆於胸前。留髮者將髮浸冷水盆中時時換水。忌灌熱湯。亦可灌以醬油鹽滷方用木棉花四錢俗名路花燒灰。開水沖攪勻。候冷灌之。服後或吐或瀉。鴉片立解。又方用硼砂三錢研細末分兩次以涼水調和灌下。一吐即愈。又用活鴨血頻灌即解。又土膽礬末四錢甘草末三錢白蜜一兩開水沖。扇涼分兩次灌下。得吐卽解。又用青油灌下立解。又柿油（傘店所用）開水沖。候冷服卽解。又雞子十餘箇不用黃將白者攪勻。入其口中。吐出鴉片毒卽愈。上列數方隨便擇用一方得吐或瀉卽效。不必兼服。愈後宜多飲白砂糖湯或菉豆湯以解餘毒。凡服鴉片不過一時氣閉神昏。雖手足青黑。而身未殭七日內尚可救活。切勿以爲無可救。遽行殮埋而失其生機。切念救人一命勝造十級寶塔。釋家此言。亦卽民生主義。　服毒　有毒物品甚多。服之均能絞腸。令人卽時致命。信石（俗名砒霜）尤爲最烈。大凡毒類一入口腹。卽能刼液耗氣。使體內各器官頓失生理作用。而起衝突。其形如狂。心腹絞痛頭眩。旋卽欲吐。漸至面黑肢冷。急施解救。可冀囘生。服毒之人。不可睡臥。恐毒易流周身。如在夏天。急以井水注浴桶。浸至肩。露出頭面。片晌扶出令坐。一切熱湯不可沾脣。救法急用生羊血。或生鴨血。乘熱解用以是灌之。立愈。　防風一兩研細末冷水調服神效。　白礬末三錢新汲水調灌下。吐出卽愈。　文魚殼燒灰開水沖扇涼灌下。專解白信毒。生米磨漿灌下。專解紅信毒。　烏椿葉搗汁灌下並解一切毒物得大泄卽愈。　生豆腐漿灌下亦立解。　菉豆研末五合調新汲水絞汁。灌下有效。　廁中宿糞布包濾汁。灌下能解一切飲食毒及一切藥物。雖甚垂危能灌下卽可救。　硼砂一兩雞蛋清卽蛋白七枚調勻灌之。　明礬大黃末各三錢新汲水調灌。菉豆粉一兩雞蛋清一枚硃砂一錢麻油半杯調勻灌下。卽刻連砒霜吐出。　生麻油一碗灌下卽解。甘草末三錢調大青汁灌之。　木棉花六錢燒灰調冷水攪勻灌之。　當歸三兩大黃一兩白礬一兩甘草五錢水煎冷服得大瀉則活。　中砒毒久不能吐者。急用黑鉛一塊。約重四兩用井水於石上磨之。隨磨隨灌。吐盡卽愈。以上所列治法。隨便取用一方能總解一切毒物。經人試驗。故筆於書。閱者愼勿以爲平淡無奇而忽之可也。

不內外因結論

不內外因者。卽上所列飲食金創蟲獸嚙咬自害服毒者是也。時賢所編新說。均以傷自外受。故多列入外因篇。然如金創蟲獸嚙咬。謂之外因固可卽如自害服毒。亦無不可謂之內因。茲緣所舉四條。內不因於七情。外不因於六氣。故名之曰不內外因。近書所編損傷蟲獸嚙咬自害服毒條中。祗錄傷害各名目。治法未詳。似覺無補實用。本篇特就蟲獸嚙咬自害服毒等類。附以治方。未免越出範圍。第以此種臨時重傷。本極危險。急迫倉卒。求治難得專家。倘多悞時間。或至不堪挽救。雖古書多載治法。恐不及檢應需求。新醫縱用手工。諒於此無能收效。以故附列簡方。便人採取。所願閱者廣爲宣傳。俾人得解除痛苦于頃刻。援救生命於須臾。方便之功。良非淺鮮。至關於飲食一門。要審病因施治。金創各症。隨地均有專科。所由祗敘受害因由。不列治法。又有情狀與不內外因多類似者。未能盡採納於病理學之內。姑略舉以例其餘耳。

臟腑病理之分解

人體各具臟腑。臟腑卽各具天然保固之器官。欲澈究箇中之病因。必須洞悉臟腑之構造與機能。探根原以加縷晰。然構造機能之具體。係屬解剖生理兩學科。本無庸多贅。但緣要分解臟腑病象之原理。故首列臟腑之形質功用。次述臟腑虛實寒熱之病狀。驟閱之似多複雜。鄙意猶以爲未甚周詳。內中參伍錯綜。體認先哲奧旨。證經考據。愧少發明。學之者果得會心。當知隅反。

心臟病理

心體屬火。在胸部中央之歧骨陷處。其大如拳。形似圓錐。中分四區。爲行血之總部。與週身血管相連。其功用在收放血液。而營養百骸。吾人身體之强弱。神氣之旺衰。才思之敏鈍。胥係乎血液之盈虧。如血液不充。或流行不暢。俱足爲致病原因。卽凡內外有所感傷。亦未嘗不發生循環之障礙。攷靈樞客邪篇曰。諸邪之在於心者。皆在心之包絡。因包絡在心脂膜之外。有如絲之細筋膜與心肺相連。其絡布於週身。主血液之往復。卽今所謂迴血發血諸管。凡包絡之虛實寒熱。本與心有密切相關也。

心虛病症　內經云。心氣虛則悲。——心臟之虛者由血不足也。血不足則氣不舒。其志轉多生悲。……憂愁思慮則傷心。——心之憂思太過則氣結。氣結而血不流。心失所養則傷矣。　有惕然而驚者。以其血不充則氣不順。輒至多驚。有多思難睡者。因多思而血耗陰虧則少眠。有臨事健忘者。以其神不充而頓失記憶。有聞聲怔忡者。良由血弱而氣不固。故外有所觸。因而遽動於中。

心實病症　內經云。心氣實則笑不休。——心臟之實者。其邪入於包絡。邪入則氣亂。其志不能自持。喜笑因失其常度。　有頑痰壅閉人事不清者。以其痰閉心包。血氣阻滯。則神志昏迷。有夏天喘汗昏悶不醒者。則以暑入包絡。

體溫驟增喘汗。斯氣液遭其擾動。昏悶之神志。亦卽受暑熱之薰蒸故也。有胸膈血凝痛如刀刺者。以其血凝不布則氣阻不通而痛如刀刺。有上焦氣滯煩悶而痛者。因氣滯則血不流。鬱而不舒則悶痛。

心寒病症　心臟之寒者。由陽氣之衰弱也。　有心痛掣背而肢厥息微者。因氣衰血弱。則呼吸循環遲緩。又值天氣暴冷則氣血凝閉不行。而痛掣背矣。有怕冷心痛綿綿不休者。以其血爲寒凝流行不暢。因而久痛不休。

心熱病症　內經云諸瘡痛痒。皆屬於心｜經謂營氣不從逆於肉裏。乃生瘡癰者。因血氣得熱煎熬搏結皮膚。致生諸瘡而爲痛痒……諸熱瞀瘈皆屬於火｜血爲熱灼則枯筋乏血濡則燥而現瞀瘈證狀……諸逆衝上。皆屬於火｜火熱內擾心包。則血液循環失序。氣因是而上衝……諸禁鼓慄。如喪神守。皆屬於火｜心包受火內擾則神不安而舉動失措。　有舌重生而光赤者。因舌爲心之苗。心包熱則血壅上結而爲重舌。有目腫痛而羞明者。蓋目要得血而清明。心包之火上衝。則血壅而爲腫。且滯而爲痛矣。有譫狂不眠者。以熱入心包。擾亂神志不寧之故。有赤濁尿血者。因心包受熱。下移小腸。水液清濁不分。血氣升降失序。積而爲赤濁尿血之證。

上列心臟之虛實寒熱。發生各種病狀。係示學者初步。祇露其端倪。非謂心臟之病。僅此數端。亦非謂實症之所有。卽爲虛症之所無。熱症之所有。或爲寒症之所無。因症有眞虛似實。眞實似虛。眞熱似寒。眞寒似熱。本難卽表面所現之狀態。遽可確認以爲眞者。是宜於臨症診察時。格外留神。判別眞似。規矩在手。會悟由心。自不至兩可模棱。彼此或多誤認也。餘傚此

肝臟病理

肝體屬木。在橫膈膜下。上面隆凸。下面凹陷。分左右兩大扇。左三歧而右四歧。爲迴血之總匯處。內舍多數細胞。從血液中釀出膽汁。由輸膽管而入膽

囊。輸於胃中。化水穀以營養週身。且能吸收血管 炭氣。增進全身之體溫。膽壯而謀深。則以肝氣之充。肝氣平則情和而少發怒。如多慮則肝氣抑鬱不舒。而病立起矣。

肝虛病症 內經云。肝氣虛則恐。—肝虛則所釀之膽汁自少。故膽却而恐。……肝悲哀動中則傷魂。—肝者。魂之居也。悲哀則氣歛肝鬱而魂傷。 有胠脇肋痛者。因血不濡肋。則肋急而痛。有頭眩不安者。因肝系連腦。血虛則風內動。上衝而眩。有目暗內障者。緣目得血而能視。肝虛則血不足。故目無痛翳而內障不明。

肝實病症 內經云。肝氣實則怒。怒則氣上。—肝實者。因風火內煽。火擾氣而怒。致血隨氣以上也。……諸風掉眩。皆屬於肝。—肝筋上系頭目。一切風病。胥關於肝。以其根於腦而係於筋。故無不兼掉眩也。… 諸暴強直。皆屬於風。—風夾寒熱二氣。苟暴中於筋脈。均能起障礙而強直不舒矣。 有左脇硬痛者。以其血結則硬。氣阻則痛。有兩脇滿痛者。蓋血滯則氣不流。因滿且痛。有易惱善怒者。則以肝盛而氣易鴟張。致有所刺激。而勃然惱怒。

肝寒病症　男人多筋攣囊縮。或結爲疝瘕者。因肝寒則造溫之機能減退。筋脈乃攣縮不舒。至結爲疝瘕者。亦係因寒而凝也。婦人多經閉不利。而少腹脹痛者。因寒則血凝而經閉。氣阻而脹痛。

肝熱病症　內經云。諸嘔吐酸。暴注下迫。皆屬於熱。—肝熱內竄於胃而吐酸。下迫於腸而暴注。……諸病跗腫。酸痛驚駭。皆屬於火。—肝熱壅遏胃經之溼。下注足背而爲腫痛。肝火內鬱。擾魂不安。而爲驚駭。　有目赤腫痛者。因目爲肝竅。肝火上升。而爲赤腫。有舌捲囊縮者。因肝火內燔。血液枯涸。筋失濡潤。而爲捲縮。有病消渴者。因肝火爍津。而爲消渴。有生瘰癧者。因血枯筋縮。每至結爲瘰癧。

脾臟病理

脾體屬土。在胃底之外側。如卵圓而扁平。與心肺肝腎相連。其功能則輸甘肉汁。入胃消化水穀。吸收精微。上歸心肺。下輸膀胱。凡諸組織賴其營養者。因其多藏血液。以灌漑百骸。又能製造白血球以抵抗病毒。爲維持生活之原。苟有所障礙則疾病隨之。如至於虧損則週身之滋長發育無所資。非特妨害健康。且繫於人之生命實大也。

脾虛病症　內經云脾氣虛則四肢不用。五臟不安。丨五臟賴血液以灌輸四肢藉血液以營養脾氣。虛則均失所養而不用不安矣。……飲食大飽則傷脾。丨飲食過量。則脾所輸甘肉汁不足以供消化之需用。而脾氣轉傷矣。……諸溼腫滿皆屬於脾。丨脾氣强健則升降分明。如運化失職。則水溼內停。至外溢時而腫滿之病作矣。……諸痙項强皆屬於溼。丨脾虛則水滯而爲溼。凝着筋脈。阻礙屈伸而爲强痙之症。　有腸鳴飧泄者。因脾虛則所輸甘肉汁過少。不能消化水穀。而腸鳴飧泄。有食少肌瘦者。因食少則血液不多。未能化生肌肉而瘦。有面黃嘔水者。因飲不化而嘔水。血不充則面黃。有凝液成痰者。因脾氣虛則運化遲滯。遂凝液而成爲痰。

脾實病症　內經云。脾氣實則腹脹。溲而不利。—脾實則氣壅。食不運而脹。氣不化而溲不利。　有氣鬱而發悶者。因脾氣壅滯不運。則濁氣不得下降。上凌胸膈而爲悶。有蟲積而腹痛者。因脾實則甜肉汁滯而不輸。食積不化則蟲生。蟲擾於中則腹痛。有食積而脹滿者。因食不消則停積而成脹滿。有飲停而咳痛者。因脾滯則水氣內凝。上衝而爲欬痛。

脾寒病症　有停食而嘔泄者。因脾寒則食不消。食停而爲嘔泄。有身面黯黃者。因脾氣寒則血滯不舒。故現黯黃之色。有肢冷脣白者。因脾氣寒則不能運行飲食。化生血液。以薰身潤膚。致肢冷而脣白。

脾熱病症　內經云。諸脹腹大。皆屬於熱。—脾熱氣壅。失其健運之常。則飲食停積胃中。而腹脹大。……癉成則爲消中。—脾熱則所輸之甜肉汁必多。故善食而易饑。　有眼胞腫痛者。因脾之脈絡系於胞。脾熱上壅。則眼胞腫痛。有疸黃便祕者。因脾熱內壅。則升降失司。鬱於肌膚則黃。滯於大腸則祕。有睡中流涎者。因脾熱則聚液上衝而流涎。

肺臟病理

肺體屬金。在於胸部。爲臟腑之華蓋。內分左右兩扇。上連喉系。下通心肝。總司呼吸之出入。納酸素而洩炭素。使紫黯之血。變新紅。入心室而佈周身。至糟粕之由大腸而排出肛門者。亦全賴肺氣之壓使下行也。然人之存亡。祇爭一息。肺司呼吸。屬於氣官。內既無耗其津液。外不見擾於六淫。則呼吸通順。氣血暢舒。若內有所耗。外有所干。勢必阻礙呼吸之作用。甚至波及血液之循環。其爲害可勝言哉。

肺虛病症　內經云。肺氣虛。鼻塞不利少氣。｜肺氣充則呼吸順。肺氣虛則呼吸微。而鼻竅滯塞不通矣。……　悲則氣消。｜愁悲則氣歛不消何俟。　有呼吸少氣者。因肺氣虛則呼吸乏力。有空嗽氣急者。蓋肺氣虛則津液少。致呼吸不順而氣急空嗽。有葉焦肺痿者。因肺葉缺乏濡潤。則枯焦而爲肺痿。

肺實病症　內經云。肺氣實則喘嘔胸盈仰息。｜肺實則氣上壅而仰息喘嘔。……諸氣膹鬱皆屬於肺。｜氣實則壅而不行。氣管外塞則皮膚成病。內鬱而爲痰疾。……肺爲欬｜氣不得其平則鳴。內外有所障礙其呼吸定激而爲欬。有水飲上凌而發喘者。因水飲上凌。則氣難下降而喘作。　有風邪外閉而哮嗽者。凡風邪外閉皮毛。內阻呼吸。其哮嗽宜也。有火邪內鬱而喘脹者。因火邪內鬱。則氣壅不行而爲喘脹。

肺寒病症　內經云。形寒飲冷傷肺。｜溫則氣行。寒則氣滯。外受寒而內飲冷則肺乏陽運而傷矣。　有惡寒欬嗽者。因肺臟素寒。外干冷氣。阻呼吸而閉皮毛。則惡寒欬嗽。有噴嚏鼻塞者。因寒凝則氣滯。屈欲求伸。則嚏。氣管不利則塞。

肺熱病症　內經云。諸痿喘嘔。皆屬於上。｜痿爲氣餒。喘嘔爲氣逆。皆責之肺熱。熱則氣消而爲痿。上逆不降而喘嘔。 有喉痛鼻衄者。因熱衝氣道。則喉痛。熱傷陽絡則衄血。有欬嗽濃痰者。因肺熱則津液受其煎熬而爲濃痰。有白睛紅赤者。攷白睛屬肺。肺火上炎則白睛自多紅赤。

腎臟病理

腎體屬水。在腹腔之背。左右對列兩枚。形如豇豆。外凸內凹。爲化氣藏精之所。化髓生骨之原。能蒸發膀胱之水。津上升而排洩血液之鹽素。下降至濁管所排之尿。精管所洩之精。均屬腎臟所司。腎乃先天之本。精氣充周則伎巧作強。且足享大年而多生育。雖至耄耋。尚覺精神矍鑠。血氣不衰。

腎虛病症 內經云。腎氣虛則厥。|眞元憊極。氣不薰膚而厥。……入房過度則傷腎。|如入房過度。則精竭而腎多傷。……髓海不足則腦轉耳鳴。|腦爲髓海。髓由精化。精不足則髓失所養而腦轉耳鳴。 有腰脊痠痛者。因精不足則髓氣爲不足而痠痛。有肢厥而喘者。因腎虛則氣不歸原而上逆。

故厥且喘。有小便不禁者。因腎陽虛則膀胱之水化氣少而爲溺多。故小便不禁。

腎實病症　內經云。腎氣實則脹。—攷本神篇所謂腎盛怒而不止則傷志。腰脊不可以俛仰屈伸者。卽腎實而氣脹也。

腎寒病症　內經云。諸寒收引。皆屬於腎。—腎寒則陽氣不能四達。致筋骨不舒而收引。……諸病水液澄澈清冷。皆屬於寒。—腎寒則三焦陽氣衰微。不能蒸化。而水液皆冷矣。　諸厥固泄。皆屬於下。—腎陽未能洞達而肢厥。腎陽無能化氣而固結。腎陽不能上升而下泄。

腎熱病症　有足下熱痛者。因足心湧泉穴屬腎。火劫腎陰。則足下熱痛。有嗌乾齒槁者。蓋齒爲骨餘屬腎。腎熱爍精。則嗌乾齒槁。有瞳睛刺痛者。瞳睛屬腎。如腎火上蒸。則瞳睛刺痛。有腰痠溺赤者。因腎熱則積髓乾枯而腰痠水液煎熬而溺赤。

胃腑病理

胃形如囊。左大右小。橫臥於膈膜之下。上接食道。下連小腸。爲水穀彙萃之場。經謂萬病以胃爲本。有胃氣則生。又謂得穀者昌。以能容納水穀。故稱倉廩之官。又能分泌胃酸。以助消融之力。乃生化營衛之原。爲臟腑秉氣之所。故胃之能受飲食與否。實爲人之生命安危所關。

胃虛病症　內經云。水穀之海不足。則饑不受穀食。｜胃虛故不能容納。有食後隨涎吐出者。因胃液乾槁。痰阻胸膈。故食難下行。隨涎吐出。有食後胸滿須按摩者。因胃虛則所釀酸汁少。食入不消。卽滿。故須按摩以助食之下行。有食後嘈雜者。因胃虛挾痰。故食爲痰阻。而嘈雜不寧。

胃實病症　內經云。水穀之海有餘。則腹滿。｜水穀留滯其中。安有不滿。……胃爲氣逆爲噦。｜胃實則氣不下行。因上逆而爲噦。有腹脹拒按者。因胃中食物積滯不消。故脹而拒按。有脘痛嘔膿者。因熱氣累積胃中。壅結成癰。

則痛而嘔膿。有便祕譫狂者。因胃家實故便祕。致內結爲燥矢。故譫狂。

胃寒病症　有嘔出宿食不化者。因胃寒則食難消。故經宿仍多嘔出。有脘痛喜得按摩者。凡陽虛則寒。寒氣滯則痛。惟按摩能生熱力以助氣行。方不至痛。有上吐下瀉者。因胃寒則酸素不能分泌。飲食停滯不消而爲吐瀉。

胃熱病症　內經云。諸躁狂越。皆屬於火。｜胃熱太甚。則血氣勃發而現煩躁譫狂踰越諸症狀。　有舌爛牙宣者。因胃中之火上沖也。有吐血衄血者。因胃中火氣上逆。則血隨之奔騰。有黃胖面腫者。因胃有溼熱內蘊。薰蒸肌膚而爲黃腫。有舌燥口渴者。因胃熱爍津而現燥渴。有外發斑疹者。以胃熱內蘊經絡。外發肌膚而爲斑疹。

膽腑病理

膽居肝臟右側。在肝之短處。爲淸淨之腑。其形如囊。以貯膽汁。故稱膽囊。其汁則由肝內之生珠所製造。肝有管通於膽。輸膽汁和膵液。刺激小腸之蠕動。以消化水穀。使其精華化爲血液。以營養週身。又能將血中廢物。由二便排泄。則心血清潔。腦筋醒豁。故氣血足則膽壯。氣血虛則膽怯。膽怯則恐怖易生。而致羅疾病矣。

膽虛病症　內經云。膽病者心下澹澹。恐人將捕之。——血虛氣鬱。則膽怯而善恐。　有驚恐不得眠者。因肝氣鬱則所釀膽汁少。故膽怯而驚恐不眠。有善太息者。因肝抑鬱則膽氣亦不舒而輒善太息。

膽實病症　內經云。膽氣鬱爲怒。——肝膽屬木。甲乙同源。均喜條達。如鬱抑不舒。則有所刺激而易怒。　有脇下痛脹者。因膽氣鬱滯則痛脹。有寒熱往來者。因膽氣怯則易受邪。陰陽交爭。而有往來之寒熱。

膽寒病症　有失精睆睆易驚善恐者。因膽經虛寒而氣不旺也。有心中鬱悶坐臥不安者。因膽寒氣不舒暢。致令煩悶難安。

膽熱病症　內經云。有病口苦者。病曰膽癉。——膽熱則氣上溢而口舌多苦。、有脇痛咽乾耳聾者。因膽經實熱內竄則脇痛上衝則咽乾耳聾。

小腸腑病理

小腸後附脊左。迴環叠積十六曲。上接於胃下連大腸。所以受盛胃中容納之食物。經膽膵所輸之汁。和食物俾得消融。因而分泌清濁。精者化爲糜汁。由乳糜管四布週身。濁者卽爲滓穢。將糟粕流於大腸。然小腸無病。升降自如。一經受邪。則失化物之職。致令清濁不分。而二便乖常失序矣。

小腸虛病症　有飧泄者。因小腸氣虛。則水穀不化。有遺溺者。因小腸氣虛不能收攝之故。

小腸實病症　有嗌痛頷腫或濇痛尿血者。因小腸實則氣壅。本經上沖而嗌痛頷腫。下滯而濇痛尿血。

小腸寒病症　凡小腸有寒氣客。不得成聚。而便泄腹痛者。因陽氣虛則寒。卽不能蒸化水穀。致內滯小腸而爲痛泄。有顱際偏頭痛耳頰痛者。因小腸經寒。其氣上逆而痛。

小腸熱病症　有寒熱心煩口中生瘡者。因小腸經熱蘊內而發外也。有小腸中痛癉熱焦渴失利堅乾不出而痛閉者。因熱氣蘊於小腸。多至祕結難通。有癃閉淋濁者。因小腸積熱。升降失職。而淸濁不分也。

大腸腑病理

大腸當臍右。環迴疊積十六曲。上接小腸。下達肛門。內分迴腸廣腸直腸三部。其管較小腸爲廣闊。爲肺臟之表。而同屬燥金。凡食物由小腸消化後。將所餘滓穢。傳於大腸。藉燥氣俾結成糞。尤必賴肺氣下壓而排出肛門。故肺氣虛則腸苦下墜。肺氣燥則腸液必乾。大腸爲內體濁氣之出路。苟一生病。非特啓閉失職。且難免障礙內部諸臟腑生化之機能也。

大腸虛病症　凡泄白不臭。腸鳴濯濯者。乃大腸氣虛。燥化不足。糟粕不能成糞。因而腸鳴泄白也。有久痢脫肛者。因大腸氣虛。不能收攝而下墜也。

大腸實病症　凡大便祕結不能排泄者。皆大腸燥實。則液枯而氣痹不通也。

大腸寒病症　內經云。臍以下皮寒腸鳴飧泄。——腸中寒則臍下皮亦寒。以其糟粕未成而遽下。不免腸鳴飧泄。　金匱要略云大腸有寒多鶩溏。——蓋大腸寒則滓穢不得燥化而鶩溏。

大腸熱病症　凡大便祕結舌膩喉痛者。因大腸有熱。上衝則喉痛。下閉則不通。有舌焦口渴出黃如糜者。因大腸實熱。上蒸而舌焦口渴。熱內蘊則出黃如糜。有便垢肛門腫痛者。因溼熱內蘊大腸而便垢。不注肛門而腫痛。

三焦腑病理

三焦卽油膜也。原於命門。上自心下。下至膀胱。佔臟腑中之最大部份。凡內而臟腑。外而皮毛。莫不賴三焦以聯絡。至營衛之流行。水液之蒸化。亦多藉三焦爲道路。是三焦實爲全體器官之總樞。不專司出水道。故三焦氣和則内外通順。氣血暢舒。三焦氣逆則内外阻礙。非僅水道閉塞。且易至於腫脹也。

三焦虛病症　凡病善噫或遺溺失便者。因上焦受中焦氣未和。不能消穀食而善噫。是爲上焦竭也。至遺溺失便。則因下焦竭而氣不和。致不能自爲禁制。有腹寒短氣少氣者。因中焦陽虛則腹寒。上下氣虛則呼吸不順而氣短少。

三焦實病症　凡便閉胸膈痞滿者。因三焦氣實。則鬱結不通。而上下阻滯矣。有小腹脹痛二便不行者。因氣内壅不得升降也。有小腹堅滿不得小便而腫者。因水氣不化。聚於下焦。則小便不利。而爲滿爲腫矣。

三焦寒病症　上焦寒則氣逆而爲喘。中焦寒則氣滯而留飲。下焦寒則水溢而爲腫。

三焦熱病症　經云。諸轉反戾。水液渾濁。皆屬於熱。|三焦有熱。則水液不

清。至諸轉反戾。亦因三焦熱而網膜伸縮之故。……諸病有聲。按之如鼓。皆屬於熱——三焦氣和則水道通。熱則氣逆於皮膜之內。按之如鼓者。不平則鳴也。有因欬爲肺痿者。蓋熱在上焦。消爍津液。則肺葉因之焦痿。有便堅者。因熱在中焦。則胃家實而便堅。有淋祕尿血者。因熱在下焦。升降紊亂。至於淋祕尿血。

膀胱腑病理

膀胱俗稱尿胞。在腹腔下部。作卵圓形。爲貯尿之囊。古稱膀胱有上口無下口。其實底旁左右。各有輸尿管一條。通於腎臟。而排尿口則在前面下旁尿口。有括約筋與尿道連接。於腎。蓋尿之來原。由於腎。貯於膀胱。而排洩於尿道。是小便之利。固屬膀胱而蒸化升降之權。實在以腎爲主。故腎氣足則升降自見分明。腎氣虛則水液不能蒸化。經所謂下焦不治。則水亂二便者。以其水流大腸則瀉。水壅膀胱則癃。其爲病恐猶不止此也。

膀胱虚病症　經云。膀胱不約爲遺溺。因腎陽虛則膀胱不能化氣。無權約束而遺溺。

膀胱實病症　經云。膀胱不利爲癃。—膀胱之下爲溺管。如溺管有所阻塞。則淋澀不通而爲癃。有莖中割痛而血淋者。因蓄瘀莖中阻滯水道。故割痛而病血淋。

膀胱寒病症　凡小便清長者。膀胱氣化。因寒積則化液少而出溺多也。有肢冷喜熱小便頻數者。因腎陽不布。膀胱氣寒。不能收攝。故肢冷者頻溺。

膀胱熱病症　凡小腹作痛。小便黃濇者。乃熱結膀胱。致水道不能清利。有小便點滴如膏者。因熱蘊膀胱。煎熬水液。壅滯尿道。以故點滴如膏。有小腹硬滿而發狂者。乃熱結膀胱。下焦血積。因而硬滿發狂也。

編後墨餘

按中醫舊說內部之臟腑。西醫概括爲呼吸消化泌尿諸系。營衛血氣。西醫又概括爲血液神經。是舊說專主乎體。體卽爲氣化所充周。原屬人生莫大的關係。西醫所說在用。用則在形質上療治。輒以爲異常神祕之功能。體與用名雖不同。實則各謀利濟之心。本無二致。就表面以觀。似乎西醫尙實驗。舊說不免徒作空談。近世之評判此等論文。屢經聞見。殊不知究氣化者自通形質。徒認形質者於氣化恐未盡能明。徒自是其是。未免囿成見而少平情。故步自封。卽眼光之成爲近視也。所由當日始編講義。幾費躊躇。本擬卽舊說爲之開宗。並附以新說。俾中外醫學之體要功用。得互相對勘以證明。奈既拙於才。筆亦鈍而近禿。且爲之細加考據。似覺南轅北轍。多至格格不相入。難得脈脈之匯通。以故本科所輯之序。先列三因。稍附近時西說。次則仍依故見。條列臟腑寒熱虛實之病情。此於行醫一切認識討論之病理。頗具端倪。學之者自知中國醫學之早已從事刷新。何曾僅沿陳舊。但我有所長者。卽有所短。西法亦自有特異之優長。正當藉爲攻錯之資。幸勿稍存門戶之見。

中外醫術之較量

按人身之形質。胥由臟腑經絡血脈筋骨肢肉皮毛所組成。其構造雖甚神奇。至窮其極處。不過一肉塊耳。而其生活現象。能俾各種所具之形質。在在克司其工作。著其效力機能。曲盡天然之靈妙者。實全憑一氣以爲之旋斡主持。蓋氣立則人存。氣乖則人病。氣絕則人亡。是形得氣合。方成爲人。氣與形離。仍是屹然不動之一肉塊。外國醫學淵源大概得自解剖。以之治有形之病。信爲彼之所長。彼蓋藉實驗之功能。演而爲科學法則。凡於人體生來之形質。及病後狀態之變更。辨別詳明。歷經實地試驗。關於體質療治之方法。不可謂其無特長。殆非今之所謂外病則施以華士林布養粉。時病則用乎雞納霜阿匹林。急病則無論症候若何。概以注射爲獨一無二之救治法力。迹其素自矜崇爲病理學化理學之諳練。而獨標科學眞諦者。其醫術果僅止於斯乎。至無形之氣化陰陽。原由我國古昔聖賢。本以哲理發揮。成爲自然之科學化。無所從以機械試驗。並無能藉解剖以尋求。誠非西醫之所得知。無怪乎論之者輒譏笑爲空談玄妙也。邇來歐美各國。亦知注重漢醫。經各組織中國古醫研究會。日本大學。已增漢醫一科。復設漢醫講習座。不惜鉅金。搜羅中國醫書。以供探討。是外國尚景慕漢醫有特殊之詣。力不自囿於己見。必欲將所不知者以力求其知。況我國醫學。祖於黃帝。冶形氣於一爐。探陰陽以窮五運。關於人身之常變。天氣之逆從。察幽燭微。靡有遺義。望色而洞悉病之淺深。診脈而預測人之生死。辨藥物之性味。愈人類之沈疴。數千年來。成績昭彰。誠有不可磨滅之悠長歷史。我人應不知如何悉心服習。同急起而直追。卽今之所謂生理解剖病理衛生之學。早具備於經典之中。知醫經之奧妙玄微。胥本哲學之闡明推演。以故化裁利用。獨擅專長。非以今之瘧用小柴胡。痢用芍藥湯。瀉用胃苓散。因病治病。固守成法。卽謂中醫之可得稱長也。至有形之體。資缺乏機械實驗。此則爲中醫之短處。良由中醫乏有專業。學少師承。古有士人爲醫。如菜作虀之諺。是醫乃士人不得志之所爲。故上焉者雖涉獵方書。不過囫圇吞棗。食古不化。粗知門徑。而堂奧未盡窺其微。下焉者類强記若干方書歌括。遽出而賣藥懸壺。均屬經濟問題。豈眞活人有術。較之西醫多開醫院。各以手術炫異爲名者。則誠落後矣。若追溯中國醫學。原始本於哲學。論定推氣及形。卽內經已有剖視形體之說。漢代華陀亦施刳腸湔胃之工。至清季王氏。因從軍解剖人體而著圖書。縱難比外國機械檢察之精詳。不得謂中國絕無解剖之實驗。在外國醫術之矜誇實驗。似祗能與近代之中醫較短長。斷不能與古聖論軒輊也。孔聖有言。溫故知新。可以爲師。實則非溫故知新者。定不可以爲醫。我國醫界同人。苟能力事研求哲理氣化之眞詮。參攷外國實驗之科學。棄瑕而取瑜。挹彼以注此。誰曰不宜。奈何當世名流。反謂爲我國所本陰陽五行之學說。已無存在之地位。不思我國醫學。全根據於陰陽五行。如大海行舟。持南針以定子午。理法玄妙。信而有徵。國醫治法之高深。實卽洞澈於陰陽五行之妙用通變。蓋有恢之彌廣。按之彌深。得其竅妙。洵可起死回生。歷驗全無或爽。非等諸卽體質以表示治療之功用。竟徒從事手工也。如徒從事於體質之治療。則西醫之有聽診筒檢溫器種種機械。我國人早共震爲神奇。卽行醫者亦自以是爲登峯造極矣。乃今[illegible]西各國。現有中醫研究會之組織。學校中舉多肄習漢醫。則可知漢醫之爲外人所信仰者。正自有在。中西醫術之淺深高下。似不能專執箇人之乖常好惡。嘵嘵然徒以口舌爭也。

病理學總結論

醫校教科經定以病理。則病因斷難作懸空之理想。要依據箇中確定之理由。因之搜輯古聖遺經。名哲著作。分類而條理。宜無得亂行拍合。融洽尤貴分明。綜其病原。約可分外因內因不外內因三大綱。擬列外因病原專限六氣。內因則專限七情。至不外內因約錄四條。以爲比例。三因均擷取舊說之精華。附以新說。既事考古兼採近今。切切然援古證今。蓋深願醫學日漸昌明。恐稍混亂以貽將來之發生危險也。至內因七情各附治案。原表哲學之見奇。不外內因篇中。列[illegible][illegible]。[illegible]便臨時[illegible][illegible][illegible]非無謂。理合公開。不類不倫。非所計也。三因結論外。[illegible][illegible][illegible]腑虛實[illegible][illegible][illegible]病理。使學者當究病之來源。尤宜認病之區域。繼則爲中外[illegible][illegible][illegible][illegible]欲人之審於去取。免昧歧途。閒嘗攷中國病理之學。向乏[illegible][illegible][illegible][illegible]氏病源論等。似涉混雜。未適教科。近丁福保之臨牀病理學。周威洪式閭之病理總論。則均偏採西說。與舊說閒多背馳。諸書正可藉以參觀。恢擴眼界。[illegible]來時賢。雖有中醫病理學說。其如寥寥罕覯。縱經曇現。僅見一斑。欲應要[illegible][illegible][illegible]成本。但既爲臨渴之掘井。不免集腋以成裘。編輯本非所長。率爾定多罣漏。然穎悟者類能不煩言而解。且善於融會意外之言。易有之曰。化而裁之存乎變。推而行之存乎通。是

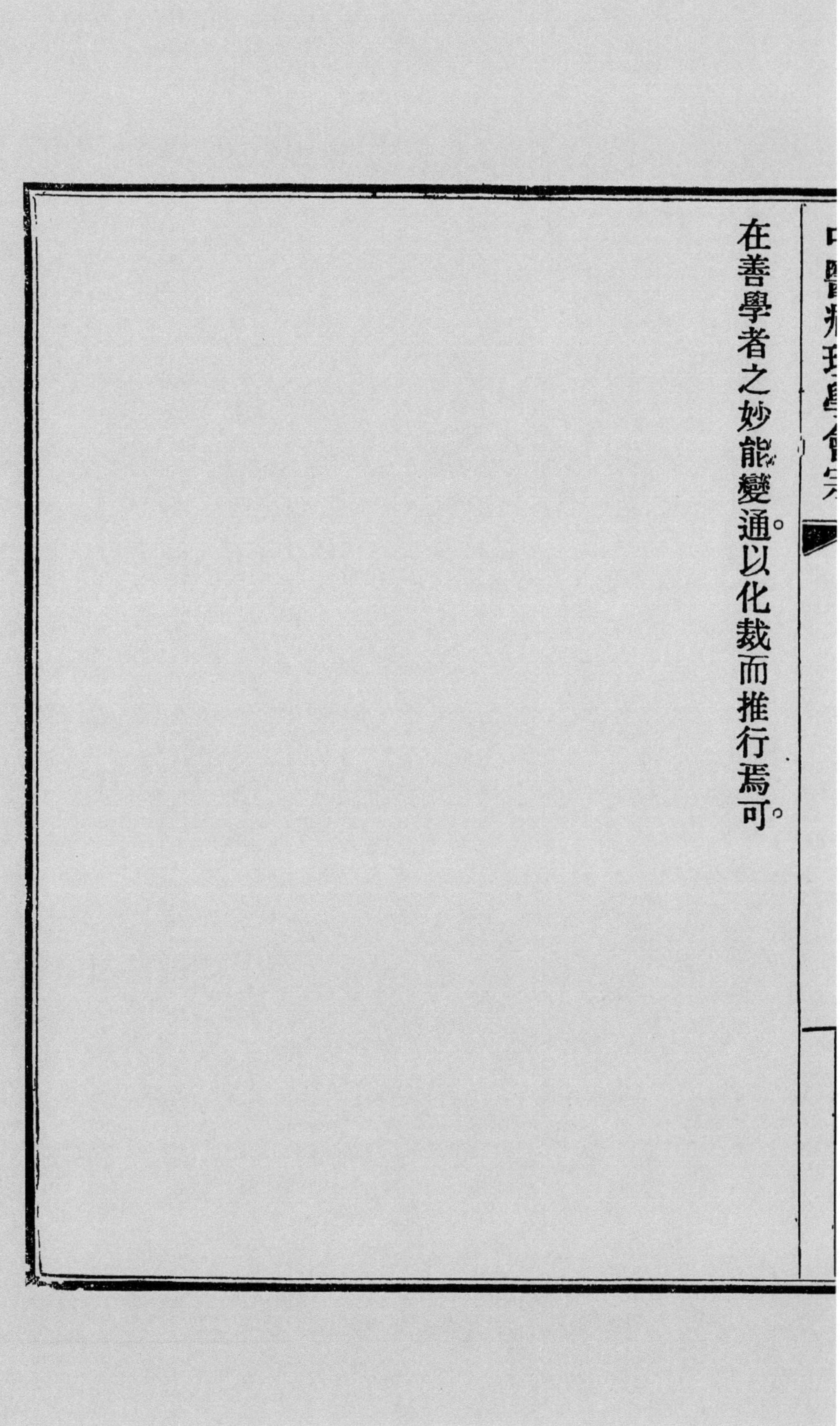

在善學者之妙能變通。以化裁而推行焉可。

莆田国医专科学校讲义

病理

（全册）

民国三十四年五月重订

《病理》引言

《病理》为莆田国医专科学校教材之一，编者不详，有残缺。本讲义编撰方式颇为独特，并未按照教材惯常的“总论—分论”依次罗列的框架与模式，而是选摘清及民国时期医案医话25篇，以“书后”的方式对医案医话中所涉及的相关概念进行探讨。如借“喻嘉言《寓意草》论闻君求血症兼痰症治法”探讨“气血”的生理与病理，借“喻嘉言《寓意草》辨黄鸿轩臂生痈疖之证”讨论中西医对外科疾病内治、外治不同的处理方式，借“徐洄溪论阴阳”“姚兆培阴阳二字的新发明”“张虚谷人身阴阳体用论”“徐洄溪阴阳升降论”“徐洄溪亡阴亡阳论”讨论与中医“阴阳”这一基础概念相关的问题，借“章虚谷太极五行发挥”“袁复初五行新解”“恽铁樵五行为四时之代名词”“王慎轩五行对于生理病理治法之新释”探讨中医“五行”这一基础概念相关的问题。这种方式颇类似于现今PBL（以问题为导向的学习）启发式教学，并不给出固定的答案，而是给出阅读材料，启发思考，推测该书或是正规教材的补充。

而且可以互相調和。假使不主張專制，自然都贊成治權分立；但是應該分為幾個呢？在孟德斯鳩以前，英人洛克將治權分為三個，即立法權、執行權與外交權，把牠分屬於兩個不相隸的機關。他以為立法權與執行權假若操諸一人或一機關之手，立法者可制定本人可不服從之法律，並且於制定法律及執行法律時，又不妨多方替自己圖謀、利益，所以此二權必須分開。至於外交是以實力為後盾，因此與執行權應屬於同一機關或同一個人之手。此外如克羅格、古德諾都是主張兩權分立說的學者。他們共同的缺點，是在將行政權與司法權混而為一。孟德斯鳩以為

第四章 政府

一 五權制度

中國政府是採用五院制的，其五院制的根據是五權憲法。我們在未講五權憲法之先，不能不研究三權分立說和五權分立說的區別。

自十七八世紀以來，一般學者就提倡政府治權分立說了。政府的治權何以要分立呢？據孟德斯鳩的意見，以為立法，司法，行政三權，如同屬於一個機關，必流於專制而侵害人民自由，反之，如使三權分屬於三個獨立機關，互相牽制，不僅可以以權制權

喻嘉言寓意草論聞君求血證兼痰證治法

聞君求有失血疾，時一舉發，其出頗多，咳嗽生痰上氣，面青少澤，其脈厥陰肝部獨傷，原於忿怒之火無疑。合色脈諦詳，總是陰血不足也。從前所用之藥，本以生血，反滋其痰，本以驅痰，轉耗其血，似是而非，誰其辨之。夫脈之充也，色之華也，皆氣與血為之也。以脫血故，致令氣亦易脫，每每上升，胸膈喘促，脹悶不利於語言行持，雖舉發有時，然非細故矣。乃用行氣藥以取快，何異操刀使割耶。誠欲氣不上升，無過於血日滋長。瘀將浮游之氣。擁入不息之途。乃爲良治。然關膈肺間。頑痰膠結。既阻循環。又難培養。似乎痰不極治。則無生血之法。矣。不知此證而欲治痰。痰未必除。氣已先盡。不得之數也。從來痰藥入腹。其痰不過暫開復閉。勞而無功。吾於此等閉塞關瀾導之法。先以微陽藥開其痰。繼以純陰峻投。如決水轉石。亟過痰之關隘。迨至痰之開者復閉。所用生血之藥。早已從天而下。日續一日。久久而血生。血生而氣還血室。如浪子歸家。轉能興家。所藉以驅膠結之瘀者。即

此氣也此際始加除痰之藥庶幾痰去氣存累年之
疾至是始得安痊耳然飲食最宜致慎不但肥甘生
痰厚味傷陰已也人身自平旦至日中行陽二十五
度飲食易消故不成痰自日中至合夜行陰二十五
度飲食不消故易成痰釋教以過午戒食其大藥王
護身之一則歟進之調攝尤爲緊關蓋賢人嘗以秋
冬養陰秋者於時爲收冬者於時爲藏法天地之收
藏而寧茹勿吐寧拒勿迎寧早臥毋早興蟄蟲尚知
閉戶豈君子可無居室之功耶況乎欲血不再脫尤

病理學

貴退藏於密耶。又況乎厥陰肝木受病。其憔悴之色。見於三時者。猶可諉之病。色至春月發榮之時。更何諉耶。然春月之榮。不自春月始也。始於秋冬收藏之固。設冬月水臟所儲者少。春月木即欲發榮。其如泉竭不足以儲苞根何。故失此不治。至春病危。始圖之。則萬無及矣。

（書後）人之全身。各具五官百骸。所由能施其活潑興奮。不失爛熳之天真者。要惟氣與血。有奇妙秩序之循環。與充分組織之能力。然周身之佈置節環者血尤必賴氣以督之。方得成為健運之循環。氣與血不悖於並行。身體自得永保健康之幸福。至攷滋營氣血之原料。則飲食入胃。奉心化赤而成為血。復得下焦元陽蒸發而化為氣。氣血力量之充沛。全賴養氣以吸收。養氣作用之通豐。實賴飲食之善為滋繼補救。更能使胃不失其容納職任。脾克盡其生化機能。庶血氣活潑之來源自充周。而灌輸其相當之功用。此嘉言所謂脉之充也。色之華也。皆氣與血為之也。苟外或阻滯則病。內多損耗則危。良由氣血未得其平。難依軌道。血之行也。由氣之逆。氣逆則瘀凝。所以失血之證。輒現咳嗽生痰諸症狀。雖病象多端。總由無能攝其一氣。以使之得有歸宿。時醫對於此種病證。不過止血行氣。除嗽化痰。縱能取效一時。到底至於莫救。其實失血之證。當分內外兩途。外感失血。祗須驅其外邪。則氣平而血自止。若失血係由內生。仍宜詳別虛實。以定治法。虛者調其脾胃。俾氣血有所資以生。血生則氣順。氣順則咳息而痰消。然調理法貴適其宜。非專藉四君子湯諸類。即可盡調理脾胃之能事。如係實證。宜審其細。熱為鬱為痰而熱者解之。鬱者達之。痰者行之。斯氣平血安。痰嗽可不治而自愈。閱君來既係時有出血。可知其陰已素虧。因而氣逆上升。難免生痰咳嗽。漸至喘促脹悶。勢必然。據蘇所用生血行氣驅痰之藥。時醫之技。實止此耳。嘉言所論用藥。宜以乘機利導。法自可師。所引釋教過午戒食。詢為治痰證要言。至云秋冬養陰。法天地之收藏。非特血證可為善後

高思敬

三月乙

[illegible]号

良劑。即平人皆當奉為圭臬也。但案內所敘面青少澤。其脈陰肝部獨偏者。竟以為失血之證。鮮有不損及肝。惟斷定其為原於忿怒之火。烝爇當時據何所見。令人不能無疑。其日先用徵陽藥開痰乘機利導之蹊徑。繼以純陰生血之藥峻投。期朝夕以為衣要。何則。血生於穀。穀被帶專恃生血之藥到胃。其血安能自生。況既用徵陽藥開竅。蕭之西青少澤。揭而知其中土之虛。故可擬用純陰峻投。以阻滯脾胃。恐不候日續一日。猝變堪虞。非特愈增喘促膈悶已也。本案諸所瑜中似不免有缺擬。

喻嘉言寓意草戴陽症兩條

黃翁起潛。春月病溫。數日未愈。見其頭面甚紅。謂曰。望八老翁。下元虛憊。陽浮於上。與在表之邪相合。所謂戴陽之證也。陽已戴於頭面。不知者更行表散。則孤陽飛越。而危殆立至矣。此證從古至今。只有陶節庵立法甚妙。用人參附子等藥。收拾陽氣歸於下元。而加葱白透表以散外邪。如法用之即愈。萬不宜遲。其家父子俱病。無人敢主。且驟為偏僻之說。旋即更醫。投以表藥。頃刻陽氣升騰。肌膚粟起。又頃刻。寒顫咬牙。渾身凍裂而逝。○又石開曉病傷風咳嗽。未嘗發熱。日覺急迫欲死。呼吸不能相續。求余診之。余見其頭面赤紅。躁擾不歇。脈亦洪大而空。謂曰。此症頗奇。全似傷寒戴陽證。何以傷風亦有之。急宜用人參附子等藥溫補下元。收回陽氣。不然。子丑時一身大汗。脫陽而死矣。渠不以為然。及日落陽不用事。愈慌亂不能少支。忙服前藥。服後稍寧。既刻又為床側添同寢一人。逼出其汗如雨。再用一劑。汗止身安。

咳嗽俱不作。詢其所繇。云連服麻黄藥四劑。遂爾燥急欲死。然後知傷風亦有戴陽證。與傷寒無別。總因其人平素下虛。是以真陽易於上越耳。

（書後）戴陽之症。總是陰虛於下。孤陽上越。故須人參大補肝腎之陰。而少少用附子收攝飛越之陽。嘉言治法極是。但此證之上熱。絕非外感寒熱可以同日而語。又安有外邪可散之理。喻謂黄翁之病。與表邪相合。不要且欲用陶氏法加葱白以散外邪。大是誤會。須知節菴之立說。本是顢頇。如果誤用。

首里草

四十一

即犯妄汗之禁。觀石案同寢有人。即能自汗。可知是證決無可用散表之事。喻於石案。明言其脈豁大而空。而黃案則不言脈狀。當亦與石無甚大異。識思脈大且空。豈是表邪可散。嘉言乃謂陶法甚當。真是臆度所思。此公筆下。往往瑕瑜不掩。讀者不可不知所區別。

喻嘉言寓意草治暑熱痢案

朱孔陽年二十五歲。形體清瘦。素享安佚。夏月因構訟奔走日中。暑濕合內鬱之火。而成痢疾。晝夜一二百次不能起床以粗紙鋪於褥上頻頻易置但飲水而不進食。其痛甚腸。肛門如火烙。揚手踢足。躁擾無奈。余診其脈弦緊勁急。不為指撓。謂曰此證一團毒火。蘊結在腸胃之內。其勢如焚。救焚須在頃刻。若二三日外。胃腸朽腐矣。於是用大黃四兩。黃連甘草各二兩。入大砂鍋內煎。隨滾隨服。服下人事稍寧片刻。少頃仍前躁擾。一晝夜服至二十餘碗。大黃俱已煎化。黃連甘草俱煎至無汁。次日病者再求前藥。余診畢。見脈勢稍柔。知病可愈。但用急法。不用急藥。遂改

病理學　四十二

用生地麥門冬各四兩。另研生汁。而以天花粉牡丹皮赤芍甘草各一兩。煎成。和汁大碗。灌之。以其來勢暴烈。一身津液隨之奔溜。待下痢止。然後生津養血則枯槁一時難回。今脈勢既減。則火邪俱退。不治痢而痢自止。豈可泥滯潤之藥。而不急用其服。此藥果然一下痢盡止。但遺些少氣液耳。第三日思食豆腐漿。第四日略進陳倉米清汁。緩緩調至旬餘。方能消穀。亦見胃氣之存留一線者。不可少此焦頭爛額之客耳。

（書後）此人體既清瘦。則其陰素薄。已在不言之中。

且居常逸豫而爽天精訟奔走積勞內外二火交併肆虐。形證脈狀剛躁不情。一至於此。津液幾何。奚堪灼爍。苟非大劑苦寒。何能救此燎原之急。然毒火雖熾。而元陰素虛。且亦無甚積滯。抑與其他之實積毒痢。大有區別。設使用尋常攻尅蕩滌之法。則似此體質。須慮同歸於盡。好在大黃黃連甘草成方。泄熱力銳。而能並顧正氣。對於此人。恰合分寸。議病選藥。最是細膩熨帖。迨一日而火燄稍減。隨即繼之以生津養血。尤為孱弱之體。刻不可緩之事。此皆相體裁衣。無上神咒。看似普通毒痢一定治法。須知大黃專為泄熱。與其他實積之宜與朴枳檳榔等同用者。斷不可作一例觀。設或果有積滯。則此法必不可一例援用。喻雖自謂是焦頭爛額之客。究竟大有斟酌。並非所見不真而孟浪從事。讀者須從病人體質及病情上精思其故。始能悟得此案之精妙。若僅認為一則熱病痢普通方案。則終其身必無辨證功夫矣。

喻嘉言寓意草辨黃鴻軒臂生癰癤之證

黄鴻軒手臂忽生癰癤。蔓腫無頭。痛極莫耐。外科醫者咸謂熱毒所致。從之平素淡泊明志。寧靜居心。絕無生熱致毒之因。究莫識其所繇也。尊公我薰謂昌善議病。盍舍樽俎而一代庖人乎。昌曰。吾議此證。請先爲致賀。後乃言之。瘡瘍之起。莫不有因。外因者。天行不正之時毒也。起居傳染之穢毒也。內因者。醕酒厚味之熱毒也。鬱怒橫決之火毒也。治火毒與治諸毒原自天淵。蓋火與元氣勢不兩立。以寒涼折之。則元氣轉漓矣。鴻軒於四者總無其因。不問知爲胎毒之餘也。凡人禀受天地之氣。有清濁之不同。惟純粹以精之體。其福澤壽算。俱不可限量。然父母構精而有身。未免夾雜慾火於形骸。所賴者。惟在痘瘡一舉。暗將所藏慾火。運出軀外。復其粹精之恒體。如鑛金相似。必經紅爐煅煉。而渣滓與精瑩始分之為兩。吾常以此法觀出痘者之眸子七八日後眼開之時。黑白分明者。精金也。赤筋紅膜包裹者。混金也。至於瞳人糢糊。神光不現。則金非金矣。鴻軒幼時出痘太多。元氣不能充灌。又為雜證所妨。臟腑中之火毒雖盡而軀殼間之留滯猶存。所以痘癰之發必於手足之委中曲池者。引以零星小毒無處可容而潛伏於呼吸難到之處耳。今之癰瘍正當委中之穴。其為痘毒何疑。毒伏肘腋之下原無所害。但粹精之體微有疵雖是亦宝鑑之纖塵白壁之微瑕也。日者太和元氣充滿周身。將十五年前之餘滓欲盡化為膿血而出也。人見之為毒吾早已卜其為興者幾矣。豈有暢於四肢而不發於事業者哉。治法外用馬齒散膏次之速破。內用保元湯托之盡出。仍以痘癰門藥為治。即日自當痊愈。必不似瘡毒之曠日持久。但不識證。而以治瘡毒寒涼瀉火諸藥投之。適以增楚貽患耳。孰謂外科小恙可無樽俎折衝之人哉。如法治之。潰出膿水甚多。果不用生肌長肉而自愈。

（書後）醫之治病。分為內外兩科。殆以專門可擅名家。醫界遂劃而為二。溯自軒岐以降。醫學之卓卓者。繼起代不乏人。扁鵲神醫。始參用手術。見魯公扈、趙齊嬰二人。謂扈志強而氣弱。嬰志弱而氣強。若換心則皆善。因為剖胸換心。其說見於列子。此即解剖學之權輿亦即西醫之首為科學化也至漢之華佗嗣其業而善能剖腸滌胃神技絕倫。後世僅得其遺傳。以之闡諸家畜。我國人司空見慣。鄙為賤役。而不以為奇。業此者盡屬庸夫。從來少有失敗。乃何以群多藐視爭炫異於西醫之解剖。其外科獨自擅長。殊不知中國之於。外科精醫學而見解特殊。有遠勝於西醫萬萬者乎。當攻外症如傳染及諸刺擊之損傷人體軀表者。外法徒工斂衍內治始能斷絕其根株。最宜體認。病因多有由

病理學

一內症漸至散發於外者在外不過以補鑄塞漏爲能。在內實須有聲東擊西之計劃治法源無分內外。醫術識宜洞澈源流。如黃鴻軒臂生癰瘤。外科既咸謂爲熱毒。想其拖不外清解。冀得痛定腫消。此無論能否收效。病與藥似覺相符。而乃我兼獨能以外症商諸治內科之醫。已迥異常人識見。嘉言一開口即將瘡瘍起因及病狀互勘。侃侃辯論。如見肺肝。認之既真。故敢直指其癰瘤爲先天之餘毒。鑛金之喻。驗目之訣。以此例彼。洞燭纖微所擬內服外攻施治兩均合法立見收效語語對證此老之先議病後用藥實遵內經治病必求其本之意。故每診一病。必詳察邪之虛實細辨症之異同。窮源竟委。援古證今。定證處方。毫無稍涉疏忽。較之時醫省病問病。徒嘖嘖然爭勝於口舌之間。而於治本治標。兩無把握。轉以湯藥作應酬之工具者。相去奚啻天淵。後之欲學為醫者。於喻案切宜時加三復。

喻嘉言寓意草吳添官乃母厥巔痰治驗

吳漆官生母時。因暴怒。以致經行復止。入秋以來。漸覺氣逆上厥。如畏舟船之狀。動輒暈去。久久卧於床中。時若天翻地覆。不能強起。百般醫治不效。因用人參三五分。略覺片刻。最後服至錢五一劑。日費數金。意圖旦夕苟安。以視稚子究竟家產蕩費。病轉凶危。火熱引飲。臟間有如刀劈。食少濕多。已治亦無他望矣。聞余返里延診。過許以可救。因委命以聽焉。余謂怒甚則血菀於上。而氣不返於下者。名曰厥巔疾。厥者逆也。巔者高也。氣與血俱逆於高巔。故動輒眩暈

也。上盛下虛病。過在少陽。少陽者。足少陽胆也。胆
之穴皆絡於腦。鬱怒之火。上攻於腦。得補而熾。其痛
如劈。同為厥巔之疾也。風火相煽。故振搖而熱蒸。土
木相凌。故艱食而多溺也。於是會內經鐵落鎮墜之
意。以代赭石龍胆草蘆薈黃連之屬。降其上逆之氣。
以蜀漆丹皮赤芍之[illegible]行其上菀之血。以牡礪龍骨
五味之屬。斂其浮游之[illegible]依[illegible]劑藥中生入猪
胆汁二枚。蓋以少陽熱熾。胆汁[illegible]乾。亟以同類之物
濟之。資其持危扶顛之用。病者藥一入口。便若神返

其舍。忘其苦口。連進十餘劑。服猪胆二十餘枚。熱退身涼。飲食有加。便瀉自止。遂能起床行動。數步然尚覺身如葉。不能久支。僕恐藥味太苦。不宜多服。減去猪胆及蘆龍等藥。加入當歸一錢。人參三分。薑棗為引。平調數日而全愈。

（書後）神經系病。原有一大部份。而多鬱多怒。氣火債張之人。則釀禍尤厲。此病原理。秦漢以後。舉國醫家。二千餘年。僉在夢中說夢。最是闇無天日。唯內經中則屢有發明。無如讀者不悟。轉至多歧。則

[illegible]

問兩條。剖切詳明。深入顯出。果能投藥即應效如鼓桴。可謂能讀內經之第一人。此是國醫精髓。足以盟三光而貫金石者。斷非近今玻璃管中死認物質科學一流。所能識得萬一。朗誦百回。誰不稽首至地。此病治法。總以涵斂抑降為第一要義。其初得參而亦能略安片刻者。參是養陰。自可使陽燄衰減。然究竟草木無情。焉能制此炎炎之勢。嘉言乃謂鬱火得補而熾。尚有誤會。但氣火既

病理學　　四十九

升。何以反致多瀉。則肝氣既旺。疏泄無度。故耳重以鎮之。黃以堅之。而兼以龍牡五味涵斂浮陽。斯肝陂自輯。而便瀉亦止。重墜苦寒偏能止泄。此亦病理藥理之奇特者。不可不表而出之。惟調理藥中人參有三分。究屬太輕無用。

徐洄溪論劉松岑中風治案

張由巷劉松岑。素好飲。後結酒友數人。終年聚飲。余戒之不止。時年纔四十。除夕向店沽酒。秤銀手振。秤墜而身亦仆地。口噤不知人。急扶歸。歲朝遣人邀余。與以至寶丹數粒。囑其勿服他藥。恐醫者知其酒客。又新納寵。必用溫補也。初五至其家。竟未服藥。診其脉弦滑洪大。半身不遂。口強流涎。乃濕痰注經傳腑之證。余用豁痰驅濕之品。調之月餘而起。一手一足。不能如舊。言語始終艱澀。初無子。病愈後連舉子女。

病理學

皆成立。至七十三歲而卒。誰謂中風之人。不能永年耶。凡病在經絡筋骨。此爲形體之病。能延歲月。不能除根。若求全愈。過用重劑。必至傷生。富貴之人。聞此等說。不但不信。且觸其怒。於是諂諛之人。羣進溫補。無不死者。終無一人悔悟也。

（書後）資生經云。有人忽覺心腹中熱之甚。此爲中風之候。易曰。風自火出。論卜之司馬季主。亦謂熱極則風。是中風多因內熱。治法之禁用溫補。宜也。如劉松岑之素嗜飲。足證濕熱之醞釀。似屬多年鬱之者深斯發之也驟其時痰由濕化風自熱生。徐氏治以豁痰驅濕之品。用藥自不見差。惟據診其脈弦滑洪大。顯爲熱動風痰。阻滯血氣。此半身不遂。口噤涎流等症之所由來也。當時處此。似宜用以清熱導氣。活血通絡之劑。外攘內安。俾周身血氣。得活潑以暢流行。經絡及筋骨。當漸而安舒。自無稍有障礙。何至病後手足之不能如舊言語且始（終）艱澀乎。揆其意。殆以爲欲扶其正。恐未必盡祛其邪。何如曲事周旋。譬之匪與民共處始相

病理學

仇終可相安。此似覺未能明以燭其微。健以致其決。觀其言。曰形體之病。能延歲月。不能除根。若求全愈。而用重劑。必傷其生。據此雖曰能醫。難免貽誤。溫補信不可用。利導誼未合宜。乃紆曲為之辭。以自行迴護。甚矣非精明健決者之不足以言醫也。

徐洄溪論楊秀倫外感停食治案

淮安大商楊秀倫。年七十四。外感停食。醫者以年高素封。非補不納。遂致聞飯氣則嘔。見人飲食。輒叱曰此等臭物。虧汝等如何嚥下。不食不寢者匝月。惟以參湯續命而已。慕名來聘余診之。曰此病可治。但我所立方必不服。不服則必死。若伺君等意以立方。亦死。不如竟不立也。群問當用何藥。余曰非生大黃不可。衆果大駭。有一人曰姑俟先生定方。再商其意。蓋謂千里而至。不可不周全情面。俟藥成而私棄之可也。余覺其意。煎成。親至病人所。強服。旁人皆惶恐無措。止服其半。是夜即氣平得寢。並不瀉。明日全服一劑。下宿垢少許。身益和。第三日侵晨。余卧書室中未起。聞外譁傳曰。老太爺在堂中掃地。余披衣起詢告者曰。老太爺久卧思起。欲親詣謝先生。出堂中因果殼盈積。乃自用帚掠開。以便步履。旋入余卧所久談。早膳至。病者觀食。自向椀内撮數粒嚼之。且曰何以不臭。從此飲食漸進。精神如舊。群以為奇。余曰傷食惡食。人所共知。去宿食則食自進。老少同法。今之醫者。以老人停食。不可消。止宜補中氣以待其自消。此等亂道。世反奉為金鍼。誤人不知其幾也。余之得有聲淮揚者以此。

附節錄洄溪補劑論云當思人之有病。不外風寒暑濕燥火為外因。喜怒憂思悲驚恐為內因。此十三因試問何因是當補者。太凡人非老死。即病死。其無病而虛死者千不得一。況病去則虛者亦生。病留則實者亦死。若果元氣欲脫。雖浸其身於參附之中。亦何所用。乃謬舉內經曰邪之所湊。其氣必虛。氣虛固當補矣。所湊之邪。不當去耶。蓋邪氣補住。則永不復出。重則即死。輕則遷延變病。或有幸而愈者。乃病輕而元氣漸復。非藥之功也。余少時見問疾者。聞醫家已用補藥。則相慶。病者已愈。今則病勢方張。正群然議進參附熟地。豈不可駭。其始也醫

[illegible]

者先以虛脫嚇人。而後以補藥媚人。浙江則六味八味湯加人參麥冬等藥。江南則理中湯加附桂熟地鹿茸等藥。於是人人習聞。以為我等不怕病死。只怕虛死。所以服補而死。猶恨補之不早。補之不重。并自恨服人參無力。以致不救。醫者虛脫之言。真有先見之明。毫無疑悔。若服他藥而死。則親戚朋友群詬病家之重財不重命。死者亦目不能瞑。醫者之罪。竟不勝誅矣。所以病人向醫者述病。必自謂極虛。而旁人代為述病。亦共指為極虛。惟恐醫者稍用攻削之劑。

以致不起。或有稍識病之醫。即欲對證擬方。迫於此等危言。亦戰戰兢兢。擇至穩之藥。以順其意。既可取容。更可免謗。勢使然也。此風之起。不過三十餘年。今則更甚。不知何時而可挽回也。

（書按）醫之治法。本不拘年齡。貴辨虛實。時醫一遇老年得病。或病久未瘳者。不待診即已斷之為虛。嘖嘖以補品相討論。昧醫理而徒工迎合。卒之難得見功。醫之為人所輕。抑亦其中之全無把握也。庸詎知根本不深厚。並不足以享大年。能享大年者。皆較有充分之氣體。時即或感六淫成病。未必盡關五內之虛。如果非虛。對此惟事去邪。即以之扶正氣。不以補為補。斯為善用補之方。如非所當補者。即邪而禁錮之。輕或損壞。重必傷生。如楊老倫年逾古稀。諒不甚衰頹孱弱。想因偶爾減食。時醫不問虛實。祗以年高素封。非補不可。遂致閉飲氣則嘔。不食不寢者匝月。蓋傷食者必惡食。胃不和則臥不安。迨一經徐氏診視。即決定生死之關。剖其主張。與時醫之意見大懸霄壤。

故初料病家言之難入。未即立方。及經立方撿藥。逆料病家之未必敢嘗。因立定方針。決要達到速愈目的。乃極力強其服。必盡劑。以立起沉疴。此豈胸乏主持。稍涉摸稜兩可者能之乎。本案述病因並敘俗見。圖屬不利之論。似覺無甚見奇。然能本熱心而親至病所。不憚旁人之惶恐。以強令必服。救生命於垂危。破迂拘之故習。採此以見醫之認症確定者。正不嫌獨斷獨行。至讀其慎疾芻言篇中論及補劑之害。信覺病家有此錮留之牢不可

病理學　　五十五

破。而時醫之徒事阿媚取容。未克持卓見以力排群議。徐氏之為此論。在當日。正不獨有聲淮揚。尤足以鍼砭後世病家及治病之好用補者。

徐洄溪論倪福徵時證治案

西塘倪福徵患時證。神昏脉數。不食不寢。醫者謂其虛。投以六味等藥。此方乃浙中醫家。不論何病。必用之方也。遂粒米不得下。咽而煩熱益甚。諸人束手。余診之曰。熱邪留於胃也。凡外感之邪。久必歸陽明。邪重而有食。則結成燥矢。三承氣主之。邪輕而無食。則疑為熱痰上瀉心湯主之乃以瀉心湯加減貝謂痰開胃之藥兩劑而安諸人以為神奇不知此乃淺近之理醫案具在細讀自明也若更誤治則無生理矣《醫徑》一致為醫家以為始有通行時者論其法於十劑所謂宣通補泄輕重滑澀燥濕是也昔賢加入寒熱共成十有二劑陳修園選方彙集眉目分明譔成七言便於記誦俾後之學者於診病時審證處方甚為取用奈近人病之者多自以為虛醫之者亦動輒言補幾至無病非虛有方皆補果爾何必學

則于二劑中獨取補之一法，其他盡可刪除矣。如倪稿徵所志之時證，至於神昏脈數，不食不寐，則其時之煩燥莫熱自不待言，醫者究何所據，認定爲虛而投六味等藥，以致食不下咽，煩熱益盛矣。中述及浙中醫家不論何病必用六味等藥，證當時非遇洄溪更易他醫，得毋謂病久愈虛，前所用之補品分量太輕，將加重以至於閉絕而後已乎。據此案，自即以其病本非輕，治效甚速，人方共駭爲神奇。此老乃謂爲淺近之理，是其功愈奇而愈自謙下實即表明其他之均不知醫也尤可怪者浙中名勝之區。醫家識見尚且如斯。則僻壤遐陬更何足道。一聞及此。寧不為醫界之前途長太息耶。

徐洄溪醫案暑病治驗兩條

毛履和之子介堂。暑病熱極。大汗不止。脈微肢冷。面赤氣短。醫者仍作熱證治。余曰。此即刻亡陽矣。急進參附以回其陽。其祖有難色。余曰。辱在相好。故不忍坐視。亦豈有不自信而嘗試之理。死則願甘償命。乃勉飲之。一劑而汗止。身溫得寐。更易以方。不十日而

病理學　五十七

起。同時東山許心一之孫倫丑。病形無異。余亦以參
附進。舉室皆疑駭。其外舅席際飛篤信余。力主用之。
亦。一劑而復。但此證乃熱病所變。因熱甚汗出而陽
亡。苟非脈微足冷。汗出舌潤。則仍是熱證。誤用即死。
死者甚多。傷心慘目。此等方非有實見。不可試也。
（讀書後）人之體質。素有屬寒屬熱者。原由所稟於
陰陽二氣之偏。偏陰則寒。偏陽則熱。偏熱者。冬月
尚喜清涼。偏寒者。夏天且不忌溫補。（多有寒天不著棉衣。有暑天常
則以外為時令之寒。而內之體質本熱。
挾夾襖。則以外為時令之熱。而內之體質本寒。）

此指無病時言也。如體質素寒。或偶感時令之熱。則以清其表為宜。體質素熱者。忽感時令之寒。仍當驅其表寒為要。外邪既去。尤須即素體寒熱之所宜。以善為調護。稍稍過度。則原氣轉傷。明乎此而講究於純攝調劑之方。醫者庶離於拘滯中討生活也。先許二兒屢病。其時當盛夏。見其人體素虛寒。故偶爾暑邪。自見發熱。醫者皆不察其素體。遂照常成法。施以治暑之方。致現熱極大汗。面赤氣喘。脈微肢冷諸症狀。恍若暑邪深入之病

病理學　　　　　　　　　　　　　五十

形。彼時若見口渴舌燥，治之者仍認為熱證。即與白虎湯，無無不宜。而細察之，謂此刻亡陽。急宜進以參附者。誰知因其人舌潤口不見渴。雖認為表假熱而一聞無熱之故。敢直指熱證為亡陽。宜用參附以救急。時若病家見其熱病而用熱藥，未免驚駭而有難色。夫細察既認定舌潤一端，為非實熱之鐵證。因之慨然負責，果先奏功。然攻熱極大汗傾在最后天，亦謂為亡陽之證，其責能纖究厥理。則皆因表寒之無能貫一。經者熱外越，致動陽氣，本為陽氣亡跡已上浮。則陰液隨之外泄。經所謂陽虛陰必湊。因大汗而止陽。因止陽而脫液者。似可引之以證明。洄溪謂此症乃熱病所變。因熱甚汗出而陽虛。似非正論。且涉含糊。寶則夏天熱汗陽亡。殊不多見。惟時行霍亂症。間或有之。學者於此疑似之間。切宜注意。症或誤陰陽虛實。差即在千里毫釐。出入生死關頭。萬勿姑為嘗試。

徐洄溪陰陽論。

陰陽者。天地之綱紀。萬物之化生。人身之根本也。數

多里筭　五十九

病理學

之可千。推之可萬。故病有陰陽。脈有陰陽。藥有陰陽。以病言陰陽。則表為陽。裏為陰。熱為陽。寒為陰。上為陽。下為陰。氣為陽。血為陰。動為陽。靜為陰。言多為陽。語默為陰。喜明為陽。欲暗為陰。陽微不能呼。陰微不能吸。陽病不能俯。陰病不能仰。以脈言陰陽。則浮大滑動數皆為陽。沉濇弦微遲皆為陰。以藥言陰陽。則升散為陽。斂降為陰。辛熱為陽。苦寒為陰。行氣分者為陽。血分者為陰。性動善走為陽。性靜善守為陰。此皆醫中之大法。但陰中復有陽。陽中復有陰。則此少彼多。其中便有變化。若陽有餘而更施陽治。則陽愈熾而陰愈消。陽不足而更施陰方。則陰愈盛而陽斯滅矣。道產陰陽。原因一氣。火為水之主。水為火之源。水火原不相離也。何以見之。水為陰。火為陽。象分水炭。何謂同源。蓋火性本熱。使火中無水。其熱必極。熱極則亡陰。而萬物焦枯也。水性本寒。使水中無火。其寒必極。寒極則亡陽。而萬物寂滅矣。此水火之氣。固不可呼吸相離也。其在人。即元陰元陽。即先天之元神元氣也。欲得先天。當思根底。命門為受生之基。水

病理學

火之宅。即先天之北關也。是舍此他求。如海沙問津矣。凡人之陰陽。但知以藏府血氣寒熱爲言。此是後天有形之陰陽。若先天無形之陰陽。則陽曰元陽。陰曰元陰。元陽者。即無形之火。以生以化神機是也。性命係之。故在上亦曰元氣。元陰者。即天一之水。以長以立。天癸是也。强弱係之。故在下亦曰元精。元精元氣者。即化生精氣之元神也。生氣通天。惟賴乎此。經曰。得神者昌。失神者亡。即此之謂。今之人多以後天勞役戕伐先天。今之醫只知有形邪氣。不知無形元氣。

夫有形者迹也。盛衰昭著。體認無難。無形者神也。變幻倏忽。挽回非易。故經曰粗守形。上守神。

天地陰陽之道。本貴和平。則冷氣調而萬物生。此造化生成之理也。然陽為生之本。陰實死之元。基非真陰也。故道家曰分陰未盡則不仙。分陽未盡則不死。華元化曰。得其陽者生。得其陰者死。

陰虛生內熱。陽虛生外寒。陰盛生內寒。陽盛生外熱。此經言陰陽之虛實也。

經曰。陽氣有餘。為身熱無汗。此言表邪之實也。陰氣

病理學

有餘。為多汗身寒。此言陽氣之虛也。仲景曰。發熱惡寒發於陽。無熱惡寒發於陰。經曰陰勝則陽病。陽勝則陰病。陽勝則熱。陰勝則寒。陰根於陽。陽根於陰。病有不可正治者。當從陽以引陰。從陰以引陽。各求其屬以衰之。如求汗於血。生氣於精。從陽引陰也。引火歸原。納氣歸腎。從陰引陽也。此即水中取火。火中取水之義。

陰之病也。其來緩。其去亦緩。陽之病也。其來速。其去亦速。陽生於熱也。陰生於寒也。陽病則旦靜。陰病則夜、甯陽虛則暮亂、陰虛則朝爭、蓋陽虛喜陽助、則朝輕暮重。陰虛喜陰助。則朝重暮輕。此言陰陽之虛也。若係實邪與此相反。陽盛則朝重暮輕。陰盛則朝輕暮重。此陽逢陽旺。陰得陰強也。其有或晝或夜時作時止。不時而動者。以正氣不能主持。則陰陽勝負交相錯亂。當培養正氣。則正氣勝。而陰陽將自和矣。但或水或火。必因虛實以求之。

(書後)兩間萬有之物。概由陰陽化生者。即名事陰陽二氣。是陰陽乃造成世界之父母。且足顯乾

蔡瑞虎

坤神妙之功能。何一非四時五運六氣陰陽所主宰。日月晦明寒暑實全憑陰陽以轉環。物共受陰陽制化。始各得生長收成。人善事陰陽和調。庶免王衰老病死。人當歷胎始。迨由陰陽而生氣血。由氣血以構造五官百骸。即極毛髮之細微。亦莫不關陰陽之氣化。人之生也。初終無刻不與陰陽相維繫。即其存其沒。尤視陰陽之盛衰消長以為憑。陰陽之用大矣哉。我國醫學。肇於四千年。蘇生知之聖。擬陰陽之秘。識造化之機。覺我人所具之臟腑肌膚舉凡全體生理諸器官。盡能活潑靈敏。各司其用。所藉以主特運化者。陰陽也。經謂陰陽者。氣血之男女。試證之水火。亦係由無形而生有形。經謂水火為陰陽之徵兆者此也。外國醫學尚實驗。但知有血而不知有氣。至氣血之生於陰陽。則更不之知矣。然尚實驗者。係謂有其名。必有其物。無其物。即為空談。至其謂人身為細胞所構成。具有營養生殖運動三活力。又謂神經系能節制諸器官之知覺運動。試問細胞之有三種生活力。神經

病理學

之能知覺運動。其所具活潑靈敏之性。果係何物以使之然。可得覘其實質否。如不能。則亦徒尚空談。何得妄詆中說陰陽為虛誕耶。夫陰陽乃混元一炁。視弗見而聽弗聞。老子所謂大道無名。惟無名方為大道。以其窈冥浩蕩。無鉅細莫越其範圍。陰陽無形。即無形判作陰陽。以其包裹彌綸。暢行生莫名。其玄妙。惟無形始變化莫測。有形則板滯不靈。如謂一種名詞。應證之以一種物質。方為不落空談。則當今提倡新生活之所謂禮義廉恥者。倘欲指證其為何物質。究將於何指證。此即道之不可名者。強名曰道。實與陰陽二氣之空洞者殊無。要惟徵諸個人所行之事實。始能確證其有無拍合禮義廉恥之名稱。況人身之本陰陽二氣而生者。其功化實覺無聲無臭。及得病則察其動靜寒熱。無在不表現乎陰陽。徐氏論先天無形之陰陽。為人身強弱性命所繫。至其病狀脉象藥品。亦各指定陰陽之分屬。歷示陰陽之根原。辨晰毫芒。洵足為醫中大法。可知精醫術者。未有不深究陰阳

病理學

也。奈何近代中醫。有以西醫所排斥陰陽之為虛誕者。竟阿附其說。自伐其根。至自解陰陽二字。指為形容代表之名詞。以任何事物凡有對待地位。都可用陰陽二字來代表。果爾。則草木金玉禽獸等等。亦處對待地位者。均得藉陰陽二字代之。可乎不可。噫。陰陽為先天之元神元氣。即為我人生命之本源。不明陰陽。何足以言醫理。彼一意媚外者。殆猶夏蟲之不可與語冰也歟。

姚兆培陰陽二字之新發明

陰陽二字的定義

陰 即物質。凡物之有形質可憑。有多寡可量。有輕重可權。無論其為氣體液體固體皆是。

陽 即能力。無形質之可憑。而有性質之可言。能使物質行動或生變化之力者皆是。

此項定義二條。在物理學中言之最詳。亦即周易中乾坤兩字的作用。易經「乾為陽健也」健字的解釋。就是運行不息的意思。運行不息。就是能力。「坤為陰厚

有利處

也」厚字的解釋。就是有厚薄有容積可定的意思。有容積可定就是物質。二說一古一今。一東一西。遥遥相應。若合符節。古人既以乾坤與陰陽等字代物質與能力。又恐後人不明瞭。於是更進一層曰乾為天。坤為地。來作陰陽的解釋。因天上的日月星辰風雲氣色。是刻刻行動。刻刻變化。與乾的性情相同。就用他來做陽的代表。地上的山川草木魚蟲鳥獸。是有質可憑。有體可量。與坤的性質相同。就用他來做陰的代表。內經「陰陽者天地之道也」二句。即用天地來

解釋陰陽的性質

無論何物皆有陰陽

陰陽二字之定義。既如上述。現更表明無論何物。皆有陰陽。而分別論之。舉例如左。

大而至於地球。莊生稱地為大塊。就是表明其為物質的意思。是陰。地球的自轉公轉。繞行不息是陽。小而至于原子。原子雖小到極點。眼睛看不見。然總是物質是陰。原子裏有分子。分子也運行不息。是陽。遠而至于日月辰星。日月星辰的體質是陰。其運行移動是陽。

近而至于自己肉體。體質是陰。手能握。足能步。陽胃有消化之能。肺臟司呼吸之職。是陽

一條河水。水是陰。流動是陽。

一陣風。風是空氣的鼓動。空氣是陰。鼓動是陽。

推而至於一切。無不含有陰陽兩性。合作的功用。故內經又說陰陽是「萬物之綱紀」也就不講自明了。

陰陽與物質變化的關係

物質是靜的。其行動與變化必借助于能力。能力是

空虛的其表演必假託于物質而後能顯着故陰陽亦有「陰陽互抱」「陰負陽抱」的規律。若有陰無陽即不能變化。有陽無陰。更無從起變化。由此可知物質的變化。必根據于陰陽。陰陽為物質變化的原則。故内經又說陰陽是「變化之父母」。

有機界與陰陽的關係

萬物的陰陽。與有機界的陰陽。因範圍大小的不同。故定義亦略有參差。萬物的陰陽。無所不包。就是原子也有原子的陰陽。乃就萬物而立論。有機界的陰陽。乃就有機界而立論。故以生命為單位。生命體為陰。生命力為陽。陰陽相合則生。陰陽離決則死。故内經又說陰陽是「生殺之本始」。

我這篇發揮陰陽兩字的文字。是就目前陰陽兩性的作用而立論。比較以前各家的解說。似乎較真切而確實些。但追尋陰陽二字的根源。却非常困難。就是不講陰陽而講質與能。也是同樣的渺茫。我記得髫年在高小讀書的時代。有一年中秋賞月。看見有一朵雲在月旁飛掠而過。這事雖極平常。但當時一個心潮都覺得非常奇怪。非常可疑。第一。雲何以能動。是因風的吹風。何以吹是因空氣的流動。空氣何以流動。是因空氣密度的不均密度何以不均是因受了太陽熱力的影響。太陽何以能發生熱力。是因太陽的燃燒。太陽何以能燃燒。太陽何時燃燒起。推而至於天空間日月星辰一切運行的原動力是從何處發生。何時開始。真是不可思議。真是奇怪而可疑之極了。現今翻遍了各書。都得到兩個鑒案一個是歐西物理學內說。靜者永靜。動者永動。就是說天地間的動力因沒有其他的力去阻止他所以永久是動的一個是中國性理學內說「陰陽無始」就是說陰(物質)從何時生成陽(能力)從何時發生推而前之與時間一樣無所謂開始這二個答案一中一西多是用來解決這個問題這問題雖有解決但依舊是渺茫得很等於未解決與天有多少大日無窮時有多少久日無終同一滑稽故內經講明陰陽而講到末了用「神明之府也」一句來收束

（晉按）宇宙間形二色二。凡自無而之有者。實無從測其端倪。自開闢之初。由無極生太極。太極生兩儀。兩儀因之分動靜。動則生陽。靜則生陰。陽化氣。陰成形。形氣之所以化所以成。悉由自陰陽動靜之本。姚君謂陰即物質。陽即能力。物質是為陰靜之成形。能力是為陽動之化器。此其發明陰陽二字。似與古之經旨相符。然天以寒暑晝夜為陰陽。地以南北幽明為陰陽。人以剛柔邪正為陰陽。與夫徐靈胎先生所論病之熱為陽。寒為陰。脈之浮大為陽。沈濇為陰。藥之辛散為陽。斂降為陰者。依上所述等等之陽。謂為能力。信有能力之可言。若依上所述等等之陰。謂為物質。但不知有何質可憑。何體可量乎。特賢王氏謂其初創之作。而稍有牽强者。殆不其然乎。至其所言。無論何物皆有陰陽。則以近而論肉體。謂體質為陰。手能捷。足能步。及腸胃之消化。肺臟之司呼吸者。為陽。以此分陰陽。究亦何關實濟。惟如袁君所論陰陽新解。王氏直斷之曰。原子既有陰陽。則萬物亦皆有陰陽。人為萬物之一。自不能外陰陽二氣而得生存。此則一言即已瞭然矣。奚必闢靡謗多。令人目迷心眩乎。蔣君璧山謂人身各組織中之分子。有陽屬陰屬之別。分子為陰陽之物質。即有陰陽之性情。動靜升降寒熱燥濕。惟於體質性情之作用。知區別以詳審。又曲盡其救弊補偏。蔣君以此即為醫學之能事。以故王氏謂袁蔣二君之學說雖稍不同。均堪充後學研究之資料。蓋以陽開陰閉。神與化遊。玄奧之陰陽。善研究者。正未可僅執一偏之見也。

章虛谷人身陰陽體用論

人生與天地同根，陰陽之理原無二致，但各具一形，若不察其體用偏勝厚薄之異，焉能識其遷流變化以至疾病之因？故不可不究其源而詳辨之。當人賦形之初，一靈孕乎太極而主宰乎中，所謂性也。太極者，渾然一氣，所謂命也。太極動而生陽，靜而生陰，陰陽既判，太極泯焉而不見，雖不可見，而實不離陰陽之中，乃為陰陽之體耳。陰陽動而為寒熱，變而為血氣，動而變者，皆陰陽之用也。陰陽之體立于賦形之先狀名先天陰陽之用以成血氣形質故名後天原其體則渾然而莫可形容論其用則還流變化生生不窮以其生化還流而有屈伸進退故人稟賦各有偏勝強弱之殊或有陽勝陰弱者或有陰盛于陽者或有陰陽兩弱者或有陰陽俱盛者如內經云太陽少陽太陰少陰等人推而廣之類難悉數以陰陽之用變化萬殊故賦形各異若究其體則渾然者固無不同以故用雖偏勝而仍各遂生生之道也體有厚薄則用有強弱而壽夭不齊體有清濁則用有明昧

而質器不一是以變化參差莫可窮盡也夫醫爲性
命所係治病之要首當辨人體質之陰陽強弱而後
方能調之使安察之道審其形氣色脈而已形氣色
脈内經論之詳矣然未窺其蘊者莫得其端緒諸家
方書但論病證方藥而察形色以辨陰陽之要者多
略而不講無怪後學執成方以治病每不能合因其
病雖同而人之體質陰陽強弱各異故也雖丹溪略
舉其概葉氏醫案亦論其端而散見各條人多忽之
今述其大略由是類推審察則論治製方稍有準則

也假如形瘦色蒼中氣足而脈多弦目有精彩飲食不多卻能任勞者陽旺陰虧之質也每病多火須用滋陰清火若更兼體豐肌厚脈盛皮粗食啖倍多此陰陽俱盛之質平時少病每病多重以邪蓄深久故也須用重藥如大黃芒硝干姜桂附之類寒熱之藥彼亦能受以稟厚能任削伐若用輕藥反不能效也如體豐色白皮嫩肌鬆脈大而欲食啖雖多必生痰涎此陰盛陽虛之質目有精彩尚可無妨如無精彩壽多不永或未到中年而得中風之病每病緩熟邪藥

婦科學　　　　十二

不可過寒更傷其陽陽微則防其脫急進須用溫補
扶陽若氣衰形瘦脈弱食飲不多此陰陽兩虧三陰
倘目有精彩耳輪肉厚端正其先天尚強神清目朗
者反爲大貴若目無彩神氣昏庸必多貧夭凡陰陽
俱虧之質常多病却不甚重亦不能受大補大瀉大
寒大熱之藥但當知果之味緩緩調之此大略也若
論其變則有陽旺陰弱之人而損傷陽氣者當先扶
陽而後滋陰陰盛陽虛之人而有傷陰者宜先滋陰
而後助陽斯當隨時審察不可拘執與後虛損論互

參其理何可緩經不能盡釋也若夫丹溪所謂陽常有餘陰常不足景岳之謂陽常不足陰常有餘者固非陰陽之體亦不關陰陽之用也何故陰陽之體渾然一氣無可形容陰陽之用雖有屈伸變化而參差不齊常者不變之謂人之體質或偏于陰或偏于陽原非一定豈可謂之常乎故兩說若冰炭皆非至理也如曰陽或有餘陰或不足陽或不足陰或有餘庶幾近之然兩家之論雖非陰陽至理而實各發明經旨一節有補前人未備之功故不可偏執其說而

亦不可偏廢也何以見之素問生氣通天論曰陽氣者若天與日失其所則折壽而不彰此謂人身陽氣若天之藉日而光明萬物賴陽和以生長如或失調使陽氣失所猶如雲之蔽日其慘憺而不彰則人之壽命不永設景岳發明其義以平日閱歷見解備論陰病似陽格陽戴陽等證以補前人所未備而成一家言也通天論又曰陽氣者煩勞則張精絕辟積于夏使人煎厥此陽者即人身君相火也煩則君火受動勞則相火熾張精即水也陽火熾張陰水日耗

而幾于精絕其偏僻之氣積至夏令火旺之時而熱如並氣血鬱勃營衛失度陽和不循四末而手足常冷如厥若俗稱干血勞之類也故丹溪謂五志妄動皆屬于火火熾水耗元氣不司運化津液變為痰涎所以言陽常有餘百病皆生于痰而以滋陰化痰立論發明其平日閱歷見解以廣經義成一家言也然此節經旨原與上節對待互發使人合參以救陰陽偏勝之病兩不可偏執而偏廢故經又曰陰平陽秘精神乃治可見終歸陰陽和平方為至理乃景岳是

病理學　七十四

已論而非丹溪則未嘗理會卞節經旨而忽陰平陽秘之道不覺有蹈于偏也學者豈可不察乎是故陰陽之道本無有餘不足而人之稟賦不齊者以其用之流行各有偏勝究其渾然之體則一也若不明先天後天陰陽體用之理或言有餘或言不足而互相牴牾不亦重增後學之惑哉

（自虛評谷）天人一理同出太極之源故陰陽之體則同用之流行參差不一故偏勝各異藥石止能理其用不能助其體故壽夭由體之厚薄稟于有生之

初然用有偏勝，而至于偏絕，則體亦不能存，如患病誤藥之類，不能盡其天年而死也。其學道之士，息心内觀，以復其初，則保固陰陽之體，故可益壽。而會其形神，内經論之詳矣。陰陽之體，雖以神會，莫可形求，故非有形藥餌所能滋益。世之妄冀延壽者，從事于服食燒煉，乃舍本逐末，或反致促命者有之，可慨也。然常人心志擾擾，欲行内觀之法，其氣不能和平調達，則神明不安，必有躁擾之患，須先用藥以調氣血，所謂物有本末，事有終始，知

所先後則近道矣

（書後）孜韋氏為人性情澹寡營不屑奔走權勢參性命之學通儒釋之經尤究心於陰陽五行診辨滔滔均直探其奧竭生平致力醫道實能溯流窮源求之當代醫師良不易覯云按所診人身陰陽之體用簡明透澈一目了然如觀形色以驗所秉陰陽之盛衰可為初學考察體質強弱之標準又如視目之有無精彩即可驗命之修短且以目之有精彩而神清智朗者為大貴以無彩而神氣

昏庸者爲貧夭此以醫理而通相術諒當信而有徵設非曲體淵徵善爲相識恐未能究極澈底悉堪證驗於將來信覺惟參透陰陽五行者自能頭頭是道也至引據丹溪所謂陽常有餘陰常不足景岳則謂陽常不足陰常有餘此說識不足以定陰陽之體亦不可論陰陽之用兩說之近偏斷之識是也蓋陰陽之玄機旋轉善於無形中妙化生搆造之工論其常則日月寒暑晦明儼對待以與爲並行陰陽之體似無偏勝論其變則陰陽之用

病理學

錯綜參伍有猝起於頃刻而無可描摹者倘指定一為常有餘一為常不足是以陰陽之變動不居者直視等有形之頑然一物耳章氏合兩說而善為折衷不為無見並以兩說為不可偏執亦不可偏廢蓋即以閱之者果知所會悟則三人必有我師彼此均足供磋磨之用也

徐洄溪陰陽升降論

人身象天地地中之陽藏而不露者謂之元陽其在氣交中之陰陽則與時升降若人之陽氣則藏於腎

中而四布於周身但元陽必固守於中而不離其位故發汗之藥皆鼓動其四布周身之陽出於營衛之中以泄其氣若元陽一動則元氣漓矣是以發汗太甚動其元陽即有亡陽之患病深之人發喘呃逆即有陽越之虞其危皆在頃刻必用參附及重鎮之藥以鎮安之所以治元氣虛弱之人用升提發散之藥最防陽氣散越此第一關也至於陰氣則不患其升而患其竭竭則精液不布乾枯燥烈瓊漿玉英毫無滋潤舌燥脣焦皮膚粗槁所謂天氣不降地氣不升

孤陽無附害不旋踵內經云陰精所奉其人壽陰氣有餘則上溉陽氣有餘則下固其人無病病亦易愈反此則危故醫人者慎毋發其陽而竭其陰也

（舊後）醫家者言陰陽兩宗有以病人氣言者則陽為熱病陰為寒病有以正氣言者則陽為元氣陰為血液故病氣之陰陽不可偏勝而正氣之陰陽不可偏傷涸澀此節皆以正氣論發汗太過亡陰亦可亡陽而虛弱之人升提發散最易釀禍均是至理名言學者不可不書諸紳

徐洄溪亡陰亡陽論

經云奪血者無汗奪汗者無血血屬陰是汗多乃亡陰也故止汗之法必用凉心斂肺之藥何也心主血汗為心之液故當清心火汗必從皮毛出肺主皮毛故又當斂肺氣此正治也惟汗出太甚則陰氣上竭而腎中龍雷之火隨水而上若以寒凉折之其火愈熾惟用大劑參附佐以鹹降之品如童便牡蠣之類冷飲一椀直達下焦引其真陽下降則龍雷之火反乎其位而汗隨止者與亡陰之汗真大相懸絶故亡

陰亡陽其治法截然而轉機在頃刻當陽氣之未動也以陰藥止汗及陽氣之既動也以陽藥止汗而龍骨牡蠣黃耆五味收澀之藥則兩方皆可隨宜用之醫者能於亡陰亡陽之處分其界限則用藥無誤矣其亡陰亡陽之辨法何如亡陰之汗身畏熱手足溫肌熱汗亦熱而味鹹口渴喜凉飲氣粗脈洪實此其驗也亡陽之汗身反惡寒手足冷肌涼汗冷而味淡微粘口不渴而喜熱飲氣微脈浮數而空此其驗也至於尋常之正汗熱汗邪汗自汗又不在二者之列

此理知者絕少即此汗之一端而聚訟紛紛毫無定見誤治甚多也

（書後）自汗多緣體熱外泄凡身熱汗流脉大洪實者皆屬於熱俗子誤認汗多即是亡陽率溫妄施禍廹眉睫洄溪此論蓋亦有見於時醫之誤而特為提撕警覺者創為亡陰之論而用清火斂肺兩層治法甚是但汗減果多而舌質紅滑或光者則又必甘寒養液矣此三者以治熱汗可無遺蘊但熱汗之原亦不必專屬於心即如陽明熱盛大

兼多[illegible]

渴大汗，其證最多，白虎湯不可謂是，以大寒藥。況洄溪既知補藥無所不補，毒藥無所不毒，則清藥亦必無所不清，何必於此處泥定汗生於血，血生於心，得毋尚嫌拘執。至於汗多亡陽，惟大吐、傷寒發表太過則有之，而陰虛陽越之病亦間有之。此與身熱汗多者脈證絕異，用藥亦絕端相反。古人却未能說得如是之明白了解。其實察脈辨症，稍有閱歷功夫者亦盡能之，但不可不為初學一指示耳。

章虛谷太極五行發揮

虛谷六氣陰陽論中有云土本先天太極之廓爲後天萬物之母故通貫四氣而主于中也世多疑之而問曰先天太極渾然無形自天一生水至第五方生土則太極信爲五行之廓乃反以土爲太極之廓得非悖于理歟答曰太極爲五行之廓其理顯而易見土爲太極之廓其理微而難知無怪乎駭人耳目也夫太極爲五行之郭者生物之道也土爲太極之廓者成物之道也以無形該有形則太極爲五行之廓

[illegible]

以有形該無形則土為太極之廓矣理氣有迴環故生成有順逆耳試觀太極動靜而生陰陽陰陽相交而分四象四象互交而成八卦八卦交易而成六十四卦則陰陽變化之道盡矣何故又以四象加土而稱五行為因六十四卦備論陰陽變化之用而略乎體惟五行則陰陽體用俱該而萬物生成之道盡在其中何以見之蓋五行者即太極之一氣化而為五

流行不息故名五行五氣流行生成萬物故物物稟五行之氣而物物具一太極太極無形以無形之

氣生有形之物則太極爲五行之廓及其成物則無形之氣寓于有形之中則土爲太極之廓矣自無形而至有形則分爲億萬太極而莫可數計自有形而歸無形則仍爲一箇太極而渾然難名此太極神化之妙用也然則五行有形而太極無形無形寓于有形之中何故獨以土爲太極之廓乎蓋水火木金各得一偏之氣故各應東西南北各主春夏秋冬惟土則通貫四行而居中故獨爲太極之廓也萬物由五行化生而四行皆稟氣于土則土所以又爲萬物之

[illegible]

母也良以陰陽雖判而太極之體即具陰陽之中四象雖分而太極之體即具四象之内所以加土稱五行者以表土中即太極之體所在也是故五行相生循環無間者以太極渾然之氣流行乎中也渾然之氣無形而土居四象之中通貫四氣以顯太極之用故其成物則土為太極之郭而渾然之氣即寓乎中央矣若夫天一生水至五而生土者此表陰陽生成之道以數之奇耦相配也若僅作先後次序解則失其旨矣試思五行相生自水生木而至土土生金金

天生水如環無端孰為先後乎蓋奇數為陽耦數為陰生數盡于五成數盡于十十之後仍起于一循環無間故陰陽生成之道周流不已也所云天者太極先天渾然不可名狀太極動而生陽陽者一也為氣氣中含水陽生陰也故曰天一生水即太極靜而生陰也一既生水陰陽判矣陽氣上浮為天陰精下凝為地名後天也陰精下凝而含火氣故曰地二生火夫生數盡于五則成數始于六生于陽者成于陰生于陰者成于陽故天一生水地六成之而六為老陰

老者謂其為陰之母也陰生陽老生少故地二生火天七成之而七為少陽陽又生陰故天三生木地八成之而八為少陰陰又生陽而少者老矣故地四生金天九成之而九為老陽蓋一陽生于太極故至九而老一生水水為陰之母而成于六故六為老陰老生少故八為少陰天之一陽如芽始萌至七如少壯至九如老幹亦如人物之老而成實也陽動則陰隨故一陽動而水即生良以陰陽互根于太極故太極動而生陽動極而靜陰已生矣陰陽相生則四象具

爲配四時以成造化造化既成生理周矣必返乎本故天五生土地十成之是返太極之本體也余故言八卦但明陰陽之用而五行則陰陽體用俱該萬物生成之道盡在其中由是而知水火木金之能生成萬物者全賴土之融洽乎中也土之所以能融洽四氣者以土中有太極之體在也是故陽數盡于九陰數盡于十則仍歸太極之體既歸以後則又動而生陽靜而生陰循環不息故萬物生化無盡也問曰五行相生謂由太極之一氣流行然又相剋者何也答

八卅三

痛瀉

曰相生者各以生氣相助也剋者制也五行相生不息倘無節制則但有發泄而無歸藏則生氣竭矣故水火木金各相節制而春夏秋冬自成生長收藏之造化然賴土之一行融洽乎中以成四行之功故土旺于四季而為春夏秋冬之交接之過脉也假如木生火火太過不但剋金木亦能焚陰符經所謂火生于木禍發必剋是也水能制火以生木故火太過則當益水以濟之餘可隅反矣所以水火木金各偏一氣全賴土氣通貫融洽使之相盤相制以歸于平則無

左心肝腎屬血

右肺脾命屬氣

偏勝之害，稍或參差，即有太過不及，而勝復之變出焉。五行參差，則陰陽偏駁，而天地天亢害之災，人物罹非常之疾。故內經論五行勝復之道甚詳。又曰：必先歲氣，毋伐天和，教人防患于預也。問曰：數起于一止于十，故天干之數十，而地支有十二，何也？答曰：此表陰陽五行相生相成之理也。天一生水，地六成之，則生者始于天，故曰天干；成者始于地，故曰地支。干者幹也；支者枝也。謂始生幹而終成枝也。蓋甲爲陽木，陽生陰，故乙爲陰木；陰生陽，而木生火，故丙爲陽火。陽生陰、故丁為陰。火陰生陽、而火生土、故戊為陽土。陽生陰、故己為陰。土陰生陽、而土生金、故庚為陽金。陽生陰、故辛為陰。金陰生陽、而金生水、故壬為陽水。陽生陰、故癸為陰水。陰水又生甲之陽木。故天干十也。水火木金惟各相反。以土居中。融洽四氣。使五行相生。相生者、謂彼此和協其生氣。若相養相助之意也。非謂木必從水生。火必從木生也。若以木必從水生。則木固生于土。如水過盛、木反萎矣。若以火必從木生。則石中之火又從何來。此別有妙理。非片楮能盡余于六氣論中言水火徧滿世界已發其端請格物者試思之吾五行始生本太極一氣所化及五行成質而土貫四行如亥子水也貫以丑土乃成寅卯木貫以辰土乃成巳午火貫以未土乃成申酉金貫以戌土乃成亥子水故地支有十二也以是見五行之相生相成實由土之融貫使然已不可執泥木從水生火從木生之說而況更有妙理具于中乎夫天一生水地二生火可見火固非從木生也地二生火亦不過言其現之序猶未明其所以然之理也

若土之能融貫四行者，以土中即太極之體所在、蓋可見五行由太極一氣所化也。曰天一生水、是陽動而水生。則五行始于水也。今天干始于甲木何也。答曰。天一生水。天三生木。天一之天是太極先天。天三之天是已分天地為後天矣。後天之陽始生木。天干表後天之理。故以甲木為始也。曰地支起于子何也。答曰。乾之元陽、育于坤之至陰。故甲之陽木孕于亥之陰水。既生。正與子之陽水相配、故首甲子而終癸亥也。曰又有所謂甲己化土者何也。答曰。試觀草木自萌芽而枝葉花實，逐漸變化，般般繁生，亦然，良由陰陽五行之氣所變化也。以陽遇陰，陰遇陽，皆從流化。猶如男女構精，又生男女之理也。故甲之陽木遇己之陰土，則化土，土生金，故乙庚化金。金生水，故丙辛化水。水生木，故丁壬化木。木生火，故戊癸化火。是陰陽又生陰陽，五行又生五行。此物隱之所以生化無盡也。夫天干有變化，而地支無變化者，以天道動而轉旋，動則變，變則化矣。故物之生成由地氣，而變化由天氣。但天地陰陽本一太極。雖生化無窮，而又爲果爲子

八十六

不能分析。如天為陽、地為陰，而天中又有陰陽、日月是也。地中又有陰陽、水火是也。日中可取火，月中可取水，則日月又為水火之父母，陰陽之精氣也。故天體雖包地外，而氣貫地中，升而為雲，降而為雨，斯即變化之徵，以見天地陰陽互根互交，而不能分析者也。曰：然則地支無變化，而有冲合何也？答曰：地道靜而不動，故十二支限于方隅，而無變化，其冲合者，以位相並則合。子丑、寅亥、卯戌、辰酉、巳申、午未為六合也。位相對則冲。子午、卯酉、寅申、巳亥、辰戌、丑未為六沖也此古家用驗吉凶無涉于醫故内經不論蓋水火木金位相對而性相反故沖剋也辰戌丑未位亦相對因水火木金之沖而沖者也然水火木金雖賴土氣融洽而土性凝滯亦藉水火木金之沖動而後能隨天氣之變化以為變化得成生物之功此干支雖表後天陰陽生化之道亦莫不由太極之一動一靜矣故曰先天轉為後天非二理也不亦信哉元按東垣本内經脾胃論推廣其義而立補中調中等方吳門葉天士言脾陽宜升胃陰宜降東垣詳于治脾

爲里擎

路子治胃乃設通補陽明滋養胃陰等法補東垣所未備兩先生識見土爲萬物之母後天之根本也今觀先生土爲太極之廓一語又爲亘古所未聞直溯先天性理而闡河洛羲易之蘊發揮陰陽五行生成變化之妙殆無遺義如示諸掌嗚呼今而後始知土之爲土乃吾人性命之源顧不重哉苟悟其旨則昔人補脾不如補腎補腎不如補脾等說皆爲蛇足矣

（書後）太極之初，窈冥渺穆，兩儀既判，輪轉化神。兩儀之陰陽，萬物實與爲俛仰終始，然物之所以生、所以成，何非具陰陽體用之五行，行五氣以曲盡生成之道。至五方、五色、五味、四時之由五行支配者，潑視之似屬膠於一定，善會之自可化爲萬殊。即在四時之春夏秋冬，分應木火金水，各有所屬，而旺相更自蟬聯。乃春木旺則火相，秋金旺則水相者，是然各有所偏，尤必藉土以相爲融貫。故四時原各九十天，而土則於九十天内各應十八

病理學

天是木火金水之專旺於一時或恐偏勝將土以運動其太極渾然之一氣以爲接續相生循往復且於四氣之雖有不平者使之互相尅制以底於平各自暢其通變化生之效力此即所謂土旺四季爲萬物母亦即所謂太極爲五行之廓土實爲太極之廓者也章氏於太極五行之體用盡量發揮實能參透化機早通化學識芭符之秘奧物理之原讀者勿徒震其立說之新奇惟善體認其用意之所在知天人之本同一氣庶於中土之功用及

其所以若何保圜者，自恍然矣。

袁複初五行新解

五行者物林之基本能力也。原子之電核爲水，電核動而生陽電流曰木，故水爲陰中之陰，而木爲陰中之陽。放射之爲火，電子靜而生磁力場曰金，故火爲陽中之陽，而金爲陽中之陰。

原子結合乃成分子，爲萬物之基本，而使原子結合者化學力也，名之曰土。

凡此五種能力，爲萬物所同具，惟其名稱恆隨力之

病理學　八十九

形式而異白虎湯曰「五行者、何謂也謂金木水火土也言行者、欲言爲天行氣之義也」氣即能力。天者自然律也。皮相之士以物質視五行實未思之耳

金　磁　力（陰電）
木　電　力（陽電）
水　引　力（低温）
火　熱　力（高温）
土　化學力（重力）

（書後）醫學之從事氣化五行則以古今聖哲真

傳實為最卓卓特殊之國粹非僅就物質上漫為嘗試調詡然謂可震動一時即如我國哲學之所共同崇拜者為有宋朱考亭先生亦云天以陰陽五行化生萬物是則人物均不能越出陰陽五行之外安得以是為太極之茫無涯際甘阿附而舍己芸人近世見異思遷喜新厭故比比然也茲則時賢王氏謂袁君所論五行之新解稱其見解卓異誠非無所見而云然因錄其全文以資研究如以是為五行之真理解則非所敢知也

病理學

惲鐵樵五行為四時之代名詞

內經言五行配以五藏其來源本於天之四時藏有五而時僅四故以六月為長夏以配脾何以言之五行木生火非謂榆柳棗杏可以鑽燧取火也如謂木生火是鑽燧取火之意則石亦能生火是不僅木生火矣金生水亦非謂金能生水也金類手觸之而潤乃空氣凝結古人雖愚不至認此為金生之水火生土亦非謂灰燼土生金亦非謂礦質水生木亦非木得水而榮之謂蓋如此解釋均屬牽強內經認定人

類生老病死皆受四時寒暑之支配故以四時為全書之總骨幹四時有風寒暑溼之變化則立六氣之說以屬之於天四時有生長收藏之變化則立五行之說以屬之於地五行六氣皆所以說明四時者也今姑置六氣而言五行春為發陳乃萬物向榮之候此時植物之生意著最則用木字以代表春季夏日溽暑驕陽若火則以火字代表夏季秋時萬木黃落有肅殺之氣比之兵革則以金字代表秋季金兵也冬令冱寒惟水亦寒冬為夏之對水為火之對故以

病理學

九十一

[illegible]

水字表代冬季夏至一陰生其時為一歲之中央其氣候多濕故以土字代表長夏

（書後）古今來萬有不齊之物凡屬氣化種類一物各具一太極之五行人物既各為二氣所滋生即莫不受五行所支配往古聖哲既已著之於經實屬哲理淵源且均由實地試驗當非過為玄遠奧妄之說以愚我後人也時賢鉄樵氏謂內經之五臟非血肉的五臟乃四時的五臟拙則謂一歲之四時非六氣的四時乃五行的四時因六氣實

隶於五行而四時實應於六氣鉄樵氏學識經驗為當今醫界之山斗、老大律人詎不知我國醫學、之以哲理精究治才者萬不能外陰陽、五行、而别闢門徑第以五行為近世同道不同術之醫家所反對想以為欲與之立同一戰線則背本實覺不能若徒舊說是宗難免抱墨守陳腐之誚本篇以五行為四時之代名詞者本非新解仍沿舊式放滯之名詞殆亦俛順潮流以表示其不斤斤然於五行空談之模索此其苦衷實有不獲已者閱者

春班庚二

勿徒於字句中求之可也

王慎軒五行對於生理病理治法之新釋

論者謂中醫五行之說徒託空譚且為醫學進步之極大障礙此吾未之信也夫徒託五行之說而不研究於實際者固足為進步之障礙也若能研究其所以然之理則所謂五行者猶算學之比例與代數也算題之繁而複者豈可以普通之算法而解之哉故必比例代數以解之醫學之煩而複者豈可以普通之醫法而解之哉故必陰陽五行以解之此實為醫

學之上乘法也豈真足為進步之障礙哉爰將五行所以然之原理分生理病理治療三端一一詳解而闡明之俾五行之真義與學[illegible]焉

（一）五行關於生理之原理　心屬火、肝屬木、脾屬土、肺屬金、腎屬水、此中醫以五行解生理之說也茲分五臟屬五行之原理分解於左。

一心屬火之原理　火之為物摩擦而生還養氣而燃燒者也心為血液循環之藏其血液之散布於週身也受流動之力即生摩擦之熱矣。其血液之環歸於肺葉也、受呼吸之氣、即生養氣之化矣。火之色赤、血之色亦赤、火之性熱、血之性亦熱、化學家謂紅色之物多養氣、又謂血液以養化鐵為要素。然則血液為心所主、養氣為火之主、以心屬火、豈非宜哉。

二　肝屬木之原理

木之為物、具生生之氣、引土膏吸炭氣而生成者也。肝之作用、實與草木相類、其肝體之生殊、能變化胆汁、貯於胆、而輸於胃、化水穀以榮養全身、猶植物之引土膏也。其肝藏之生氣能吸收血管之炭氣循靜脉管而總匯于肝旁。故西醫以肝爲迴血之總匯處此統植物之吸炭氣也證於物理肝之與木作用相同此肝之所以屬木也。

三脾屬土之原理

原夫混沌初開地球初成僅爲初凝之土質而已水也火也動物也植物也必不能先地球而生也是萬物之化生皆由于土而人身氣血之生化皆由於脾故曰脾屬土也蓋水穀入胃脾輸甜肉之汁注入胃中以助消化更能吸

收水穀之精微。上輸於心肺、灌輸於百骸諸組織之滋長發育莫不有賴於脾、脾為生化之源、土為萬物之母、以脾屬土、不亦宜乎。

四肺屬金之原理。 肺為呼吸之器管。又為小循環之總樞。蓋大靜脈之紫血、還歸于心、復循肺動脉、分布於肺微血管。肺能排除血内之炭氣、吸收空中之養氣、使紫色之血、變為紅色。是則鐵質之變為血液、全賴肺之呼吸。試觀氣絕之人、血即變紫。是鐵質失肺藏變化之作用故也。由是觀之、肺為變化鐵質之要樞。古人以肺屬金者。豈不然歟。

五、腎屬水之原理、　膀胱之水、賴腎中熱氣蒸動、化氣上騰。是水津之四布、乃發源于腎也。水、津週行全身、血液灌輸百骸。其諸組織廢物、除排泄于毛竅及肺管外、餘皆下輸于腎。由腎分其清濁。血之清者仍還於心。水之清者仍入膀胱而化氣。其混濁而無用者、則由輸尿管排泄而為尿。是則腎也者、又為津液水氣變化之所也。人身之水、源于是、化于是、泄于是。故曰腎屬水也。

（三）五行關於病理之原理　其曰肝病傳脾、脾傳腎、腎傳心、心傳肺、肺傳肝。此中醫以五行之刑尅定病理之變化也。茲亦分解

病理試題

于左。

一肝病傳脾之原理、　肝主變化胆汁。輸入於胃以助水穀之消化。然僅有胆汁、未能全其消化之作用。必藉脾輸甜肉之汁、同注於胃。苦甘合化、即與淡硫酸之性質。乃能腐化水穀。若肝有病。則所輸化之胆汁、或致太過、或致不足、太過則胃中苦汁太多。不及則胃中苦汁太少。皆能使脾胃之運化、失其常度。此肝病傳脾之理一也。且肝藏有邪、其自輸送胆汁之道、而傳於脾胃。本自易易。此肝病傳脾之理二也。

二脾病傳腎之原理　脾為運化精微之主。腎為藏受精微之所脾若有病則無以化生精微而藏之於腎此脾病傳腎之理一也脾能輸送胃中水穀下輸於腸腎能輸送腸中之物下輸肛門脾能輸化水津上歸于肺下輸膀胱腎能蒸化膀胱之水而四布排泄尿管之水而下出是脾之與腎互相為用脾病則腎亦受困久則腎亦病矣此脾病傳腎之理二也

三腎病傳心之原理　血中之炭素則入肺以化去之血中之鹽素必入腎而排泄之蓋血液週行全身搜取諸組織之廢料以炭素鹽素為最多必籍肺與腎之能力使其血液之濁者仍化為清也若腎有病則血之循腎動脈而入于腎者腎不能濾去

其鹽水即循腎靜脉而上輸于心心亦必病矣此腎病傳心之理一也且腎靜脈直通于心則腎邪傳心本甚容易此腎病傳心之理二也

四心病傳肺之原理　心主血液之循環由左心室輸血於大動脈管分布於全身匯歸于大靜脈管復還於右心房此為大循環復由右心房入右心室循肺動脈而分布于肺微細管化去炭氣復循肺靜脈而歸入左心房此為小循環若心臟有病則輸入於肺之血異常溷濁肺為嬌嫩之藏必難忍受於是心病而肺亦病矣此心病傳肺之理一也且心肺所居之位最相接

近又有肺動脉以直達于肺則心病本易傳肺此其原理二也

五肺病傳肝之原理　肺為十二經之始肝為十二經之終血自週行全身歸心輸肺復化為清潔之血再行全身此肺所以為十二經之始也肝乃迴血匯聚之處故以肝為十二經之終也肺若有病則血中之炭氣不能化盡再由心而分布于全身由全身而匯聚于肝旁之大靜脉管一而再再而三反覆如是則大靜脉之炭氣異常壅多肝當其衝則肺病遂有傳肝之虞矣

(六)五行關於治法之原理　難經曰虛則補其母實則瀉其子此中醫以五行之生化定為治病之法也欲救其所以然之理先

病理學

當研究五臟相生之理則奧義顯然矣今亦縷述于左

一脾土生肺金之原理　經曰飲入於胃上輸於脾脾氣散精上歸于肺蓋飲入于胃滲出胃旁微細管藉脾氣上升之力循三焦之油膜上輸於肺使肺葉濡潤呼吸通調此即脾土生肺金之理也

二肺金生腎水之原理　水津自脾上輸於肺得肺氣肅降之氣乃折回下行仍循三焦之油膜下輸膀胱腎居膀胱之旁得肺臟輸來之水於是洒陳於五臟六腑灌溉於四肢百骸或外泄而為汗或下泄而為溺其用雖在于腎其源却來於肺故謂肺

益腎也。

三 腎水生肝木之原理　肝能製造胆汁輸入于胃而助消化其製造胆汁之機能由於肝内之生珠生珠係髓質所組織髓生於脊髓髓藏于腎之機能由腎所生謂為腎水生肝木不亦宜乎

四 肝木生心火之原理　心火云者血之熱度也血之熱度何由而生由于肝聚炭質于靜脈（義詳肝屬木條）輸心入肺使還養氣而起無形之燃燒則血乃熱苟無肝輸炭素則無炭之火何能自存肝木生心火之義豈不彰明較著哉

五 心火生脾土之原理　脾胃之能消化水穀者實賴於心火補

助也何則胃中之熱用以腐熟水穀胃旁之血用以輸化水穀其熱其血均生於心且脾旁甜肉汁亦必藉心火之蒸心血之化始能分泌入胃以助消化然則心火生脾土之説豈虚語哉

綜上五條則五藏配五行相生之理彰彰明矣因甲臟能生乙臟則甲為母乙為子子本仰給于母子虚則供不應求急補其母母足則供給多而子不虚矣故曰虚則補其母也母本輸給于子母實則溢給太過急瀉其子子虚則仰給多而母不實矣故曰實則瀉其子也再舉二例解釋于左

（一）虚則補其母之原理　例如脾虚不能運化用理中湯以補之

然理中湯之乾姜係辛熱助火之品蓋欲其心火充旺則胃中之熱度增高胃壁之蠕動增速脾臟之分泌增多不治脾而脾氣自足此即虛則補其母之例也

(三)實則瀉其子之原理　例如肝火太旺用左金丸以瀉之然左金丸之黃連係苦寒瀉火之品蓋欲其心火不足則心臟求濟于肝之炭氣吸收增甚不濟肝而肝火自平此即實則瀉其子之例也

綜觀以上三綱十八目則五行之道確非虛設特借五行為代名詞而已吾常推究古聖人所以立五行之意良由造物變化千萬

無倪不執其要安能盡知其理哉且醫藥之理變化尤多若欲一一贅言雖數十部內經亦不能盡其奥義也且簡而明者尚易筆述若其繁瑣而複雜者言之猶難明安能筆之于書哉故兹五行之義使後之學者可以知一推十知十推百斯此道足以盡其應用矣試觀今日之西醫其科學之精說理之明可謂至矣備矣然其治療複雜之病何以反不如中醫豈非彼無哲理學之研究乎夫以奥妙無窮

（書後）五行之說實根據於哲理深邃之醫經能之者善得會通自可窮神入化良以吾身之臟腑經絡有在在與陰陽五行

[illegible]者生理病理[illegible]能超出其範圍奈時醫多昧五行勳繳妄說五行以自傷因之醫學五行遂為世所詬病而反對者竟能擯斥以醫為衛生之障礙謂五行實徒託之空譚也本編慎軒王君五行新釋獨能探討臟腑全部之機能與夫五行氣化巧妙之作用生理則直窮底蘊病理則熟悉根原治法則表生化之功詳繹得之理言之綿綿入扣縷晰條分有見夫五行生旺剋制之通靈其效力與生理病理治法諸大端實無在不隱通消息果能研究其實際則醫術自推行盡利實足參陰陽調變之化工何嘗託之空譚致令外人藉口顧業斯術者

勿以是作設論之下頭禪當進求其所以然之原理是則五行與生理病理治法之新釋王君不可奈為當代之指導師乎

惲鐵樵中西病理之不同

有人於此初病腹滿浮腫已而四肢皆腫以手按之腫處陷下須臾復起何以故則得兩說答語如下

（其一）病名水腫原因静脈血歸流障礙小血管内血壓增加或因管壁之滲漏機過盛凡有以上原因液體集於皮之蜂窩織内部故腫其遠因凡患心臟腎臟膜病者最易罹此證

（其二）病名水腫腎病也腎何以能聚水而生病腎者胃之關闗門

不利故聚水而從其類也上下溢於皮膚故膚腫膚腫者聚水而生病也水之始起也目窠上微腫如新卧起之狀陰股間腫腹乃大其水已成矣其原因在濕土太過陽光不治而大寒在下腎氣傷也故氣交變大論曰歲水不及溼乃盛行長氣反用民病腹滿身重濡泄寒瘍流水腰股痛發膕腨股膝不便煩冤足痿清厥腳下痛甚則跗腫寒疾於下甚則腹滿浮腫

右第一答語爲西國醫學第二答語爲內經以兩說一相比較則所同者爲水腫之病名至病理則完全不同西說從血肉之軀研究而得內經則從四時運行推攷而得若據西說以研究內經則

有最不可解之兩點，其一血管壁之滲漏機過盛，液質集於皮之蜂窩織內部，究與腎臟有何關係，而內經指爲腎病，而二所謂心臟瓣膜病者，謂心房迴血管有三尖瓣、僧帽瓣，血行時此瓣司啟閉，啟閉不密，則脈搏不勻，而心跳，此則內經所謂宗氣泄，左乳下跳動應衣者也。患瓣膜病者易患水腫，然手少陰心有關係，與足少陰腎無與，謂之腎病何也？而內經之意義，則謂水不及土太過無陽，則大寒在下，故腫且內經於此病獨有方云治以雞矢醴一劑知，二劑已。雞矢醴治脾者也，病源病理既與實地攷驗者不同，何以治脾而效？於是可知內經之所謂腎非即實地攷驗之腎，其物是其名是其用則非。內經謂十一十二月冰復人氣在腎又云腎者主蟄其華在髮其充在骨為陰中之少陰通於冬氣（其他不備舉）凡此皆非解剖所能明瞭亦非由解剖而得乃由四時推攷而得者也

不知五行生尅之理即本四時之生長化收藏而來則求五行之說不可得不知五藏氣化亦由四時之生長化收藏而來則求五藏之說不可得五行五藏不明瞭則內經全書皆不明瞭刻若好學之士只知其然不知所以然凡不知所以然勉強說法必多誤解張隱菴之註釋是也下焉者不耐探討妄拾程明道之言謂氣

運之說除非堯舜時五風十雨始驗明道非醫家不料此語竟為後人口實須知將氣運之說抹去則內經且無一字不知彼一面口中專內經一面謂氣運之說不可從者對於內經之見解何如也（下略）

王氏慎軒謂此以內經所論之病理生理等類乃由四時推致而得別具卓見堪資研究惟內經以水腫病由于腎西醫亦以腎臟為排泄體內水分之臟器若有疾病而生障礙則水分停滯發生浮腫（見內科全書）於此可知中西之學理亦有相通者也

祝味菊中西病源說之比較

中醫謂大多數疾病由於感受六淫六淫者風寒暑濕燥火也然六淫之為物視之不見聽之不聞無科學方法以證實之此所以受西醫詬病而未由自直者也西醫謂多數病源為細菌以顯微鏡檢查於病人血液涕唾二便中得一種病有一種之細菌其形狀各各不同置於培養基中使之繁殖以注入無病動物之體其物亦足病於是細菌為病鐵案如山不可易矣夫細菌足以致病固也然細菌之繁殖傳布雜於飲食飛揚於空氣附着於衣服器皿中者無處蔑有人食息其間隱在可以吸受試問是吸受細菌而或病或不病則何故答之者將曰人體之抗毒力有強弱故抗

毒力弱者病，强者不病。試問一人之身，日日吸受細菌，昔日不病，而今日病，則又何說？答之者將曰：昔日抗毒力强，今日抗毒力弱也。試問今日抗毒力何以弱？答之者將曰：今日衣食寒暖必有不適當故也。若使答之者言爲不誤，吾得而折之曰：然則疾病之源乃六淫，非細菌也。何以故？以感受六淫，即是衣食寒暖不適之故。六淫者，時令氣候之代名詞也。人之生活，夏則飲冰，而冬則飲湯，而裘者所以適應時序之氣候耳。反其道，則人身必感不適而病。病則抗毒力衰弱，而細菌得以猖獗，是細菌乃猖獗於既病之後。西學乃謂病由細菌，而忽倒果爲因，定非謬誤者耶？

王氏慎軒謂近世歐醫沛登考吞氏有三因鼎立之創明(一)細菌潛入人體(二)氣候不適於人而適於病菌之發育(三)人體自身抵抗力薄弱不能抵禦病菌由此觀之中西病源學說實有相通之漸其曰氣候者即六淫也其曰抵抗力薄弱者即内經所謂邪之所湊其氣必虚是也惟西醫最新之說而中醫發明已久矣故治六淫之病實足以遠勝於西醫也彼粗知西醫之皮毛者囂囂然謂中醫不明病源空談六淫蓋亦不深思之耳

徐洄溪表裏寒熱虛實總論

六要者表裏寒熱虛實也此醫中最大關鍵明乎此則萬病皆指

病理學

諸家以表言之則風寒暑濕火燥感於外者是也以裏言之則七情六慾飲食傷於內者是也寒者陰之類或為內寒或為外寒寒者多虛而實者少熱者陽之類或為內熱或為外熱熱者多實而虛者少然虛者正氣不足也內出之病多不足實者邪氣有餘也外入之病多有餘

表證

表證者邪自外入者也凡風寒暑濕火燥氣有不正者是經曰清氣大來燥之勝也風木受邪肝病生焉熱氣大來火之勝也燥金受邪肺病生焉寒氣大來水之勝也火熱受邪心病生焉濕氣大

木土之勝也。寒暑受邪，皆病生焉。又冬傷於寒，春必病溫；春傷於風，夏生飧泄；夏傷於暑，秋必痎瘧；秋傷於濕，冬生咳嗽。凡此皆言外來之邪。而邪有陰陽之辨，所傷亦各不同。然邪雖有六化，祇陰陽。陽邪化熱，傷氣；陰邪化寒，傷形。傷氣者，氣通於鼻，鼻受無形之天氣而通乎臟，故外受暑熱而病者，發於中者，以熱邪傷氣也。傷形者，形充於血，血營乎身，寒邪傷之，淺在皮膚，深入經絡，邪襲於外，熱過營衛則為身熱，體痛，無汗惡寒，是寒邪傷形也。經曰：寒則腠理閉，氣不收，故氣收矣；炅則腠理開，營衛通，汗大泄，故氣泄矣。此寒熱陰陽之辨，而六氣感人，又惟風寒為最，以風為百病之長。

病理學

寒爲殺厲之氣也。人生内有藏府，外有經絡。邪之害於形身，必先舍於皮膚，次入經絡，留而不去，然後内連藏府，此邪自外入之次。若邪氣在表，不可攻裏；裏虛邪陷，漫無解期。爰表證既明，裏證可用而辨也。人身藏府在内、經絡在外，故藏府爲裏、經絡爲表。在表者，皮各有六經，爲十二經，以十二經分陰陽，則六陽屬府爲表，六陰屬藏爲裏。以十二經分手足，則足經之脈長而且遠，自上及下，遍絡四體，故可按之以察周身之病。手經短而且近，皆出入於足經之間，故診外感者，但言足經，不言手經也。然足之六經，又以三陽爲表，三陰爲裏；而三陽又以太陽爲陽中之表，以其脈行於背。背太陽主表也。陽明爲陽中之裏。以其脉行於腹。腹爲陰主裏也。少陽爲半表半裏。以其脉行於側。三陽傳遍。漸入三陰也。故欲察表證。當分足三陽經。而又以太陽一經包覆肩背。周身內連臟腑。爲諸陽主氣。猶四通八達之衢。風寒傷之。先犯此經。足三陽由足入腹。太陽在肌表之間。而三陰主裏。風寒由外入者。未有不由陽經而入陰經也。若遽入三陰。即爲直中。必連臟矣。故陰經無獨見之表證。○寒邪在表。必身熱無汗。以邪閉皮毛也。寒邪客於經絡。必身體痛。或拘急痠疼。以邪氣外束。營血不能流利也。寒邪在表。而頭痛有四。足太陽經脉上循頭項。故頭連腦而痛。陽

病理學

明經脉上循頭面，故頭連額而痛；少陽經脉上循鬢際，故頭角作痛；厥陰脉上巔頂，故頭頂作痛。雖太陰、少陰無外邪頭痛，腎虛頭痛屬少陰，瘧厥頭痛屬太陰也。寒邪在表，陽氣不伸，故令惡寒，此傷寒惡寒，如傷食惡食也。邪氣在表，脈必浮而緊數，以營氣爲邪拘束，不能和緩舒徐也。太陽經起目内眥，上項巔，下項挾脊，抵腰膝，外邪干之，必發熱而頭項強痛，腰脊強，或膝脛痛也。陽明經起目上下，綱循面，挾鼻行胸腹，故邪在陽明，必發熱，目疼，鼻乾，不得眠也。少陽爲半表裏之經，繞耳前後，循肩下脇肋，故邪在少陽，必寒熱往來，耳聾，口苦，胸脇痛而嘔。以上皆三陽表證。不

可攻裏或發表或微解或溫散或收散或和解或溫中托裏而為
不散之散或補陰助陰而為云蒸雨化之散　風寒在表脈必浮
緊浮則為風緊則為寒風則傷衛寒則傷營營衛俱病骨節煩疼
當發散者也風為陽衛亦為陽寒為陰營亦為陰陽邪傷衛陰邪
傷營各從其類也衛得風則熱營得寒則痛營衛俱病故骨節煩
疼也浮脈為表理固然也若寒邪初感之甚者拘束衛氣不能
外達脈必沉而緊但當以發熱惡寒頭痛身疼諸表證參合者
血虛火盛動血脈數浮大按必虛空陰虛者其脈必浮數無力但
當養陰耳內火熾盛脈亦浮大或洪或數為異陽證陽脈亦浮

病理

一洹雲七

次。繁必循指。若此之類。偶非表脉。必當以形氣病氣有無表證參酌之。庶免誤治之失。外感寒邪脉大者必病進。以邪氣日盛也。然必大而緊數。方為病進。若初病脉小。以後漸大漸緩者。此從陰轉陽。又為胃氣至之脉。病雖危劇。終當漸解也。病若未減。脉復緊數而無力者。難治之候也。蓋緊者邪氣也。力者元氣也。緊而無力。是邪氣有餘而元氣不足。何以逐邪外出。即善治者。必使元氣漸充。則脉漸有力。自小漸大。自虛漸實。漸至微洪微滑。此是陽氣漸達。乃表將自解矣。若日見無力而緊數日甚。危亡之兆也。

病必自外入者。有發熱頭疼之表證。若由內以及外。便非表證矣。經曰。從內之外者識集。內從外之內者，治其外；從內之外而盛於外者，先調其內而後治其外；從外之內而盛於內者，先治其外而後調其內。此內外先後之不可不知也。傷風中風皆屬風邪，不可均作表症。傷風之邪，自外而入，表症也，可散之泄之而已。中風之病，雖有風邪，實由內傷而入，宜扶本攻邪，爲正治。更有本無風邪，形證類乎風痹者，類風癱瘓是也，俱不可作表症論。發熱之證，似皆表證，但當分辨表熱裏熱。凡邪在表而發熱者，表熱裏無熱也，此因寒邪在表，治宜解散，邪解而外熱亦解。表裏發熱者，裏熱甚而達於外也，此是火證，治宜清凉裏熱，化而外熱亦解。凡此熱分內[illegible][illegible]

可作邪熱論治。若陰虛水虧。為骨蒸夜熱者。此屬虛熱。切不可作邪熱論治。惟壯水滋陰。則虛熱可解。

濕燥二氣。亦外邪之類。但濕有陰陽。燥亦有陰陽。濕從陰化為寒濕。濕從陽化為濕熱。燥從陽化。因於火。燥從陰化。發於寒。熱則傷陰。必連於藏。寒則傷陽。必連於經。此濕燥皆有表裏。皆有陰陽。必當細辨别詳。經曰因於濕。首如裹。又曰傷於濕者。下先受之。若衝風冒雨。動作辛苦汗濕沾衣。皆濕從外入者也。嗜飲酒酪。恣味生冷。内傷脾胃。泄瀉腫脹。嘔吐疸黃。皆濕從内出者也。在外在上。宜汗解。在内在下宜分利。濕熱宜清宜滲。寒濕宜燥宜溫。又曰清氣大來。燥之勝也。風木受邪。肺病生也。即中風之屬。蓋燥勝則陰虛。陰虛則血少。血少則或爲穿孔。或爲拘急。或爲肌膚風消。或爲臟腑乾結。此燥從陽化。陰氣不足。而傷乎內者然也。治當養營滋陰爲主。若秋令太過。金氣引肅殺。風熱從之。則肺先受病而燥生也。此傷風之屬。由風邪外來。氣傷皮毛。致身熱無汗。乾欬喘滿。鼻塞聲啞。咽乾喉燥。此燥自金生。衛氣受邪。而傷乎表者然也。治以輕揚解散。潤肺祛邪爲主。

裏證

裏證者。病之內在臟也。凡病自內生。則或因七情。或因勞倦。或因飲食所傷。或爲酒色所困。皆爲裏證。不免誤裏作表。誤表作裏。作表裏為大害。當詳辨之。身上微熱。濈濈汗出不止。及無身體疼拘急。脉不緊數者。此熱非在表也。身熱不惡寒。反惡熱。此絕無表邪。乃陽明熱盛於裏。正為裏證也。凡病表証而小便不利者。知邪已入裏也。表証不罷。而飲食不進。胸腹拒按者。此邪已實於裏也。若嘔惡口苦。心胸滿悶。乃表熱傳至胸中。漸入於裏也。煩燥不眠。躁渴譫語。腹痛下利者。皆邪熱深入於裏也。腹脹喘滿。大便結硬。潮熱斑黄。脉滑數實。此則陽明胃腑裡實。乃可下之也。七情内傷。過於喜者傷心而氣散。心氣散者。收之養之。過於怒者傷肝而氣逆。肝氣逆者。平之抑之。過於思者傷脾而氣結。脾氣結者。溫之豁之過於憂者傷肺而氣沉肺氣沉者舉之舒之過於恐者傷腎而氣怯氣怯者壯之安之　飲食內傷氣滯而積者胃之實也宜消之逐之不能運化者脾之虛也宜煖之助之　酒熱傷陰煩滿而刻嗽者濕熱為病也清之泄之　酒過傷陽腹痛泄瀉嘔惡者寒濕為病也溫之燥之　勞倦傷脾者脾主四肢也必當調補其中氣　色慾傷腎陽虛無火者兼培其元氣陰虛無火者純補其真陰痰飲為患必有所本治所從來方為至治若但治標非良法也五藏更藏傷本不易辨然有諸中必形於外也故肝病則目不能視而色青心病則舌不能言而色赤脾病則口不知味而色黃

肺病則鼻不聞香而色白腎病則耳不聽音聲而色黑

寒熱

寒熱者陰陽之化也陰不足則陽乘之而變爲熱陽不足則陰乘之而變爲寒故陰勝則陽病陰勝爲寒也陽勝則陰病陽勝爲熱也熱極則生寒是熱極而陽內陰反外也寒極則生熱乃寒極而陰盛而陽行於外也陽虛則外寒寒必傷陽也陰虛則內熱熱必傷陰也陽勝則外熱陽歸陽分也陰盛則內寒陰歸陰分也寒則傷形形言表也熱則傷氣氣言裏也故火旺之時陽有餘而熱病生水旺之時陽不足而寒病起人事之病由於內氣交之病由於

外感熱之虛實。知寒熱之虛實。亦不可不辨。熱在表者。為發熱頭痛。為丹腫斑黃。為揭去衣被。為諸痛瘡瘍。熱在裏者。為脹滿瞀悶。為煩渴痞結。或喘急叫吼。或躁擾狂越。熱在上者。為頭疼目赤。為牙疼喉瘡。為諸逆衝上。為喜冷舌黑。熱在下者。為腰足腫痛。二便閉澀。或熱痛遺精。或溺赤便濁。寒在表者。惡寒身痛。浮腫膚疼。及容顏青慘。四肢寒厥。寒在裏者。惡心嘔吐。冷咽腸鳴。及心腹疼痛。喜熱畏冷。寒在上陽。吞酸噯腐。噎塞反胃。及飲食不化。嘔噎呃噦。寒在下焦。清濁不分。腹痛飧泄。及陽痿遺精。膝脛寒冷。真寒之脈。必遲弱無神。真熱之脈。必滑數有力。陽臟之人多熱。陰盛之人。多不畏寒。陽藏者。必平生喜冷畏熱。即朝夕食冷。絕無所病。此其陽之有餘也。陰藏者。喜熱畏冷。略食寒涼。必傷脾胃。此真陰之不足也。然陽強者少。十惟二三。陽弱者多。十常八九。然恃強者每多致病。畏弱者常多獲壽長。恃強者先殺己之強。反為我之弱。則與恃偏觀陰陽偏勝偏歸之故者。無異矣。

寒熱真假

寒熱有真假。陰證似陽。陽證似陰也。惟陰極反能發熱。乃內寒外熱。即真寒假熱也。陽極反能厥冷。乃內熱外寒。即真熱假寒也。假熱者。最忌寒涼。假寒者。最忌溫熱。辨此之法。當以脈之虛實強弱弱為主。

虛實

虛實者有餘不足也。有表裏之虛實。氣血之虛實。臟府之虛實。陰陽之虛實。凡外入之病。多有餘。內出之病多不足。實言邪氣當瀉。虛言正氣當補。欲明虛實。當知根本。夫病邪之實。固為可慮。而元氣之虛更屬可虞。診病之法。必先以元氣為主。而後求病邪之深淺。若實而誤補。不過增病。病增者隨可解救。虛而妄攻。必致脫元。元脫者不可生矣。總之虛實之要。莫逃乎脈。如脈之真有力。真有神。方是真實證。脈之假有力。假有神。便是假實證。矧脈之無力無神以至全無力全無神者。　表實者，發熱身痛，惡寒鼓頷，或惡熱揭衣揚手擲足。寒束於表者無汗，火結於表者有瘍。走注紅痛，知營衛之有熱；拘急痠疼，知經絡之有寒。　裏實者，為痛脹，為痞堅，為閉結喘滿，為煩躁懊憹，或氣血積聚結滯腹中不散，或寒邪熱毒深留臟府難移。　陽實者，多熱惡熱；陰實者，多痛惡寒。氣實者，氣必喘粗，聲音壯厲。　血實者，血必凝聚，多痛且堅。心實多言多笑，小便黃赤澀少。肝實多懊多怒，小腹兩脇疼痛。脾實痞滿腹脹，氣閉。肺實上焦喘欬多痰，胸滿氣逆。腎實氣壅，脹閉，二便痛澀。　表虛多汗，戰慄怯寒，耳聾頭暈，目暗羞明，或肢作麻木，舉動不勝煩勞。或皮毛枯槁。肌肉日漸瘦削。或顏色憔悴。或神氣索然。或盡虛心怯。心跳多驚。津液內竭。神志不寧。或饑不欲食。渴不喜冷。或畏明張。口惡聞人聲。或飲食難化。時多嘔惡。或氣虛中滿。二便不利。或遺精而洩溺不禁。或泄瀉而脫出肛門。女子血枯經閉。胎多下墮。帶下赤白。崩漏癃淋。

陽虛者。火虛也。為神氣不足。眼黑頭眩。欬嗽吐沫。必多寒而畏寒。

陰虛者。水虛也。為骨蒸勞熱。亡血。戴陽。乾欬失精。必多熱而畏熱。

氣虛者。氣短似喘。聲音低怯。

血虛者。肌膚乾澀。筋脈拘攣。

心虛則神慘怯。志意恬慮。多悲憂慘不樂。肝虛則目䀮䀮無所見。善恐。陰縮筋攣。脾虛則四肢不為我用。飲食

病理學

不為膚肌。肺虛氣少息微。皮毛枯濇少澤。腎虛二便不禁。夜多夢泄遺精。虛者宜補。實者宜瀉。亦知虛中[illegible][illegible][illegible][illegible][illegible]有虛。故至虛有盛候。大實有羸狀也。如病起七情。或饑飽勞倦。或酒色所困。或先天不足。每多身熱。便閉。虛狂脹滿。戴陽假班。證似有餘實由不足。又如外感未除。留伏經絡。飲食不消。積聚藏府。或鬱結逆氣。有不可散。頑痰瘀血。有所留藏。病久致羸。似乎不足。不知病根未剷。實非虛症也。經曰。無實實。無虛虛。謂損不足而益有餘耳。

外寒熱之表裏，當知寒熱之虛實，最不可不辨。熱在表者，為發熱頭痛，為丹腫斑黃，為揭去衣被，為諸痛瘡瘍。熱在裏者，為脹滿瞀悶，為煩渴痞結，或喘急呼吼。

〔要旨〕表裏寒熱虛實為中醫治病辨證之要綱，徐氏敘述大端，原是開初學治療之門徑，但詞理或未充分，似難包括無遺。蓋定表裏所以辨受病之部域，察寒熱所以究生病之來源，審虛實所以驗邪正之盛衰。徐氏論表裏則專指六氣感於外，病自外入者為表證，以七情傷於內，病自內生者為裏證，據其理所列各節，如身雖微熱，濈濈汗出者，有身熱，不惡寒反惡熱，

音凡病表證而小便不利者表証不罷而飲食不避胸腹拒按
者有潮熱斑黄者此明是邪自外入絶非病自內生為表為裏
眉目未清似宜將外軀殼內臟腑所受之病定區域以分表裏
之較為明瞭也至論六氣則但言足經不言手經常致手太陰
手少陽尚多外感證亦將手足兩經本屬貫通者而強使之截
斷分開殊與經旨未盡兼賅實非理之所有徐氏論寒熱則主
陰陽之化似以表裏屬寒熱之傳而生為寒為熱之病者與
六氣之寒熱感人而為寒為熱及真寒假熱真熱假寒之類症
狀者有同異恐難稍涉混淆然望綜論內外之病證而究其寒熱

承前之較爲簡直也徐氏論虛實以分表裏分上下陰陽臟腑其意未免多歧又謂外入之病多有餘內出之病多不足此近固執恐未必然似宜臨證察其盛衰以審邪正虛實之較爲真確也但稟受先天之盛者平時少病及病反不易愈因外邪難入亦即難以應用驅邪之藥盡量以施如稟受先天虛者平時多病雖病較爲易愈因外邪易入則易出不宜妄用重劑免蹈虛虛之戒要醫者於臨證時果能辨病域之在表在裏察病原之爲寒爲熱審邪正之爲實爲虛認症確定指歸治療之能事畢矣

徐洄溪治病不必分經絡臟腑論

病之分經絡臟腑，夫人知之。於是天下遂有因經絡臟腑之說，而拘泥附會，又或誤認穿鑿，并有借此神其說以欺人者。蓋治病之法多端，有必分經絡臟腑，有不必分經絡臟腑者。蓋人之氣血無所不通，而藥性之寒熱温涼、有毒無毒，其性亦一定不移，入於人身，其功能亦無所不到，豈有其藥止入某經之理？即如參耆之類，無所不補；砒鴆之類，無所不毒，並不專於一處也。所以古人有現成通治之方，如紫金錠、至寶丹之類，所治之病甚多，皆有奇效。蓋通氣者無氣不通，解毒者無毒不解，消痰者無痰不消，其中不過略有專宜耳。至張潔古輩，則每藥注定云獨入某經，皆屬附會之談不足徵也曰然則用藥竟不必分經絡臟腑耶曰此不然也蓋人之病各有所現之處而藥之治病必有專長之功如柴胡治寒熱往來能愈少陽之病桂枝治畏寒發熱能愈太陽之病葛根治肢體大熱能愈陽明之病蓋其止寒熱已畏寒除大熱此乃柴胡桂枝葛根專長之事因其能治何經之病後人即指為何經之藥孰知其功能實不僅入少陽太陽陽明也顯然者尚如此餘則更無影響矣故以某藥為能治某經之病則可以某藥為獨治某經則不可謂某經之病當用某藥則可謂某藥不能治他經則不可故不知經絡而用藥其失也泛必無捷效執經絡而用藥其失

也泥反能效普總之變化不一亦何明之存乎其人也

(書後)治瘧當分經絡府藏以上辨症之一端自金元以後專言某藥入某經拘守於入目光太必執而不化而某類藥專治某類病雖不自有實驗但盡是所稱柴胡能愈少陽病葛根能愈陽明病云云則就中尚有誤會仲景之所謂少陽病必以小柴胡為主方者是專治傷寒熱之少陽病肝膽陽氣為外寒所束鬱不能伸指當以柴胡發之則陽氣舒而寒熱解少陽病謂少陽之脈弦細又謂脈沉緊則小柴胡主治之旨可知若至陽明熱盛而兼有少陽諸證則肝膽陽邪升騰莫過清之降之

術。實不及誤與柴胡，其變必屬不救。嘗謂傷寒病之少陽症，僅
在陽明未熱之先，非陽明熱熾兼見少陽症者可比。讀仲景本
論少陽篇柴胡症多條，幾乎盡在太陽篇中，而少陽篇中僅寥
寥無幾，此亦讀古人書之所當留意者。者只為素問熱病篇及
傷寒論分篇，皆以陽明居先，少陽居後，似乎少陽諸病必在陽
明大熱之後，其此誤盡後世之最大原因。而自宋以後凡治溫
熱病之少陽病，亦復沿用仲師傷寒成例，動輒援用柴胡，竟
是者十一，誤者十九。歷來醫案尚存，試為細細勘之，殺於辨證
可據。靈胎之於小柴胡湯，不辨寒多熱多，在在教人為必用之

病理學

法實是最大錯誤學者萬不可隨波逐流不知覺悟至於葛根亦是升散之藥仲景以主陽明亦是陽明初受寒邪未盡時之主藥如已到白虎證時候葛根亦未可亂投讀者須以王孟英醫案細細研究看其所用葛根柴胡曾有幾次方知不佞此言之不謬

陸九芝丹痧斑疹辨

丹痧斑疹四者丹與斑類痧與疹類痧輕而丹重疹輕而斑重丹與斑皆出與膚平而成片痧與疹皆高出於膚而成點痧自痧丹自丹也渾言之則通曰痧亦疹自疹斑自斑也渾言之則通曰疹

而痧之原出於肺因先有痧邪而始發表熱治痧者當治肺以升達為主而稍佐以清涼疹之原出於胃因表熱不解已成裏熱而蘊為疹邪治疹者當治胃以清涼為主而少佐以升達痧於當主表散時不可早用寒涼疹於當主苦泄時不可更從辛散大旨升達主升葛柴之屬清涼主芩梔桑丹之屬惟宗仲景葛根芩連一法出入增減則於此條之細微層折皆能曲中而無差感此治痧疹之要道也自來治此證者主辛散則禁寒泄主寒泄則禁辛散故兩失之至不僅為痧與疹而為丹為斑則皆裏熱之甚惟大劑寒藥始克勝任非第痧疹之比矣有是四者脘必悶四者之齊與

不齊以脘悶之解與未解為辨有是四者熱必壯四者之解與不解以汗出之透之與未透為辨故當正治痧疹時必兼行升清兩法表裏交治務使痧疹與汗並達惟痧疹當發出之際病人每悶極不可耐稍一輾轉反側其點即隱病邪反從內陷此正不必有外感之風也即袖端被角間略有疏忽其汗便縮一縮之後旋即周身皆乾此時厥有二弊一則汗方出時毛孔盡開新風易入一則汗已大出不可再汗非特痧疹立隱且津液既泄熱必甚熾後此變端皆從此起痧家只道表鬱醫家亦但說變病孰知皆汗不如法之故耶凡病之宜從汗解者無不皆然而兼痧疹者尤甚故

特於此發之

（丸芝自注）近見有刻爛喉痧證輯要者，教人宜從表散，固不誤也，而又切戒寒涼，則并表散而亦誤矣。開首先載葉天士先生醫案（一則）云：此證一團火熱內熾，醫見火熱之[illegible]，投以犀羚芩連梔膏之類，輒至隱伏昏閉，喉爛廢食。若初起時解肌散表，癍毒外達，多有生者。火熱之甚，寒涼強遏，遂至不救，良可慨也云云。此言殊是假託。夫此證之在初起，宜從解肌散表時，但有表熱，無裏熱，自當從表解散，固無所謂毒也。若既云一團火熱內熾，則有表熱，復有裏熱，而其毒成矣。熱既成毒，安得不用寒涼乃又曰火熱之甚寒涼強遏只此八字如何連貫況以犀角之本不當用者與他藥渾作一例遂並芩連膏梔之當用者而並斥之既不識病又不識藥一例加以良可慨也等字後人遂以此為葉先生語而信之則此病從此無治法矣試思仲景於青龍湯已用石膏於白虎湯不復用麻桂蓋於青龍時已而獨是表熱宜白虎時直是獨有裏熱豈有葉先生而并表熱裏熱之不分者哉況明明說是一團火熱而尚不用寒涼則寒涼之藥直到何時方可用耶凡病已到裏熱地步而謂一味表散則汗火出而液且涸熱更灼所有溫毒何由消散遏不外達

伺當因陽邁其名狀皆此等謂語宣之也此册本為痧喉而發乃後半插入委中少商挑痧倒痧等語並載藿香正氣一方則此痧非但痧痧尚且渾而一之似此妄設直堪捧腹○近又有重刻喉痧論前半舊本略同獨後半載祖鴻範一論則平見之至因盛登之祖言此證屬表清熱解毒而濟而已初起用酒透達即咸宜葉清散總以散字為重及外閉之風寒已解內蘊之邪火方張惟有寒涼方能泄熱熱一盡而痧自愈若仍執辛散之方則火得風而愈熾勢必燎原殺人最暴要惟於先後之間隨機應變斯爲中其窾耳此則勝於他說萬萬若彼之妄載寒涼

病理學

者亦未識此異同也

（書後）痧與疹之稱其形相類痧是吳下之名詞浙人多謂之麻寧紹則謂之瘄方言不同其實則一成點高起捫之有礙蓋以狀其疏者散布如散沙密者鑽簇如沙土故以痧子為象形之義也痧與痦其形近似但痧屬血熱其色紅赤較痧子尤為鮮豔故曰紅痧痦屬經邪色如水晶若白如堊土則敗徵也故曰白痦此三者皆肺家之病形雖殊要為時行之厲氣輒相傳其人感受而發痧痦皆時病中之壞症必其先用藥不當歷久而肺邪未清內熱無泄化之路然後發見於肌表（如肺有鬱熱不知清

解其熱而但與疏散透表則發紅疹倘有溼痰不知泄化其痰而但與升散發汗則為白瘖故疹瘖之見常在身熱不解十餘日或二十餘日之後從未有惡寒發熱二三日而即見疹瘖者往往有疹瘖既見而大命隨傾非醫者誤治之壞病而何苟能早清其熱早化其痰而不徒從事於表藥則必無疹瘖可斷言也若丹之與斑則無形而有色視之可見捫之無礙其狀亦復相類惟斑是胃家之鬱熱必熱病傳入陽明遲之又久內無泄導之法而仍服表藥乃以胃家熱鬱之象透達肌膚小如蚊嚙大如豆點尤大者則如雲霞成片而色與膚平毫不高起輕者

病理學

色紅重者色紫尤重者則如藍爲黑而血絡窒塞不可救藥向來謂是胃爛斑黑尚是理想之辭無從證實亦有中氣已虛頻服表散而浮陽外露則斑色隱隱淡紅古人所謂陰斑亦多是誤治之壞病而丹之形色雖與斑相似爲病亦屬血熱然卻與陽明胃熱之發斑毫不相涉斑之發也恆在熱甚昏狂譫語迷悶之中而丹之發也不過肌膚之色泛作赤霞片片而其人無寒無熱不痒不疼眠食如常豈得與胃熱發斑之火證混作一例壽頤嘗見一壯年人夏月間諸無所苦但肌膚片片如紅霞大者如掌小者如錢肌理如常不燥不熱全無痛痒捫以涼

血清熱如丹皮梔子玄參鮮地等物三四服而膚色復故此即丹也字亦作疹雖古書恒有丹疹連舉之文則已混疹於丹又有以痧疹痧疹連類言之者則又混疹於痧而近人又有爛喉痧痧輯要等書風行於時又以無形之痧與有形之疹淆亂為一遂致疹痧痧痧是一是二不易辨別究之證情病狀皎然不同斷不容渾淆不清疑誤後學（巢氏病源三十一卷論丹候謂丹者人身體忽然焮赤如丹塗之狀故謂之丹則有色無形已可想見而別立一門不與傷寒斑瘡并為一類則丹與斑截然不同又其明證今陸以丹與斑并認為熏熱之甚殊有誤會九

芝此論謂丹與斑皆與膚平而成片痳與疹皆高於膚而成點其説甚是而世補齋刻本竟作丹與痳類斑與疹類當係刻誤然又謂痳與丹渾言之通曰痳疹與斑渾言之通曰斑亦是未妥若治痳之法痳則全係風熱之邪故治宜輕揚升發（止宜辛涼如荆薄桑菊之屬不可辛温其有全身見點而面鼻未透可用葛根三四分亦不可重用古人治痳以升麻葛根為主劑今宜審慎）其繼則須清解必不可升柴太過致成喘脱疹則肺熱泄於肌表宜清肺火更不可升散痦則肺經未化而肺氣已虚宜清養肺胃參以化經不可發散亦不可涼潤斑則胃家熱鬱

瘄火惟有大劑清胃古法多有以升麻葛根作透斑汗者今則覺如鴆毒不可用也甚所言尚嫌粗率叅裘雙貼至其所謂有是瘄脘必悶痞與不痞以脘悶之解與不解為辨有是若熱邪在解與不解以汗出之透與不透為辨則全為瘄之一證而言最為精當而瘄疹與斑殊不可一概而論蓋瘄是感觸之時邪閉結於肺胃之間所以胸脘無不滿悶而本為外來之邪則惟有疏通肌表驅之透泄於外而其毒乃解取汗宜也然亦不可大汗淋漓里氣傳變必多變幻若疹之與斑本非新感之邪身熱祇是皮膚間些微之恙皆不得以透汗為必要之訣曰瘄

痧疹學

頤及錯治痧之法，先宜疏散，繼則清涼，古今名賢無不持此主旨。凡有發泄未透，而陽照瘀塞者，萬不可畢投寒涼，遏而鬱之，致令邪無出路，必為喘急悶亂，不可救藥，雖延數卒來爛喉痧氣鬱閉傳染變幻，極速一二日間，痧子尚未透達，而喉爛不堪，討論不決，對其鬱油湯，一朝痧發向熱，如焚不及待解表透泄而已。原其造治，此者苟非於大劑涼解中參入荊蒡等物，多不見效。若然執定次序，俟其表解痧透之後再投清涼，痧勢急不能待此時，邪焰氣之急於星火者，亦不能拘守恆法，不得僅以大劑涼血救焚，此重證亦不可不知之圓機也。　又西法有治喉痧之血清皮下注射、其效甚捷、蓋病勢孔急、湯藥入胃、猶嫌其不能速達病所、而注射之法、即從血絡中以解其毒、確是捷徑、此西醫之長、可以補中醫藥力之不逮、治療重症、尤不可缺、亦驗之屢矣、

陸九芝噦逆有冷熱兩種說

噦、有胃虛、胃火之呃、有因病致虛之呃、陽明病之最危者也、蓋呃有鬱音、即有鬱義、音義既明、然後以傷寒論若嘔若吐若乾嘔若欬、若噫若噎等病、同為氣逆上衝、及氣息不調者、分別觀之、乃知呃之一証、為病最重、治之必分冷熱、兩途投劑、若差動關生死、徒

曰氣逆而已，止不足以救此病之危也。先論嘔吐，東垣云：嘔者聲物兼出，吐者物出無聲，精言之則吐為直衝而出，嘔必作勢而出，嘔有聲，吐無聲，而皆有物，則嘔與吐分，而皆非呃也。再論乾嘔，東垣以其聲出而無物，即與呃並舉，徒以呃亦聲出無物耳，然呃與乾嘔雖同為聲出無物而病，則截然兩種。王安道謂乾嘔為呃之微，呃為乾嘔之甚，雖分微甚，而仍作一病觀，不思乾嘔之有聲也，為物不出而有聲，其聲惡濁而若斷，呃之有聲也，為但有聲而無物，其聲短促而聯屬，病大不同，豈僅微甚之謂乎？至成無己且云噦即欬逆，則欬逆兩字屢見於金匱痰飲病中，與嗽則反甚相遠與噦則大相懸絕，尤不能視爲一病，安道駁之良是。然安道又出喫忒兩字，謂欬逆即是喫忒，喫忒非即是噦，豈知噦正可稱喫忒，喫忒正不可名欬逆。若以欬逆謂即喫忒，則仍以噦爲欬而誤，亦與成氏同矣。況内經治噦有以草刺鼻取嚏之法，又曰無息而疾引之立已，大驚之亦已，則未聞以欬者而可以嚏止、可以疾引、大驚而止者。内經論欬又有欬逆甚而見血一條，正以欬之不止，血隨欬出，又未聞以噦之不止而因噦見血者也。余讀内則子事父母不敢噦噫嚏欬，既數噦又數欬，則噦之非即是咳，不更可意會歟？夫喫忒已是後世俗稱，而後世方言又各不同，即如吾蘇俗稱

病理學

於安道所謂喫忒者又稱為打呃打呃又稱為冷呃自有冷呃之稱而一見有呃遂以為呃無不冷競用丁香柿蒂湯之辛溫施諸陽明病熱極垂危之際則稱名之不正害之也不知呃之出於平時者則如靈樞所云穀入於胃胃氣上注於肺今有故寒氣與新穀氣相亂氣并相逆而為噦者則無端呃作並不兼見他病此呃定屬於寒則謂之冷呃而予以丁香之溫正合即不然而用金匱嘔吐噦一門生姜半夏湯橘皮竹茹湯亦有合者然此僅噦之輕淺者耳若在傷寒溫熱病中則有冷熱兩途而其為病也大矣如陽明病不能食攻其熱必噦又曰大吐大下之極虛復極汗出者

閉結嘔此則因攻致虛幾於虛脫即治之以冷嘔亦無不可因其本宜中〔於溫〕也獨有太陽中風火劫發汗後久則譫語甚者致嘔又若陽明中風有潮熱嗜臥一身及面目悉黃小便難時時噦又若腹滿不能食欲飲水與水則噦又若陽明不屎腹滿加噦者不治此則皆爲胃中實熱不急用大小承氣撤其熱即死而亦因冷呃二字之相沿竟若不呃則已呃則未有不冷者而仍用丁香之溫劑否則僅用橘半竹茹之輕劑則其誤於稱名之不正者害者不可勝言前人只從氣逆下亂治安得救此陽明最危之病耶且仲景時之噦多得之極吐汗下屬冷者多今則每由失汗失汗得之故

屬熱者多余於同治癸丑在上海病中見噦不省人事者旬日余子潤庠以大承氣一服得生越八年辛未余友青浦胡海霞明經亦見此證於溫熱病中飛棹延治至則醫已連進丁香且議投肉桂矣余曰此證必見五臭全方可活謂臭汗臭痰臭屎臭尿及放空亦臭也乃僅予以芩連丹梔少佐玄明粉而未及三日五臭已全病若失則其病之爲胃風胃火而非冷呃不甚明哉嗟乎此證之以稱爲冷呃而死者不知凡幾惟其愈用辛熱愈見寒象故病家終不悟耳世又有以噦爲噫者說文噫飽食息也一切經音義引作飽出息玉篇同此皆傷食所致與魯論孔子之噫一爲傷痛

聲一為心不平聲者異亦與詩噫嘻咸王莊子大塊噫氣漢梁鴻作五噫歌並異而皆不可以噦當之又有以噦為噎者噎則說文曰飯窒也通俗文塞喉曰噎續漢書禮儀志民年八十九十賜玉杖端以鳩鳥為飾鳩不噎之鳥也後漢書明帝紀祝哽在前祝噎在後亦皆防其傷食與詩王風中心如噎傳云噎憂不能息也者尤不可以噦當之也至呃字僅見玉篇中廣韻無呃字有哯字皆於革切呃之與噦字雖不同而其為氣逆則同玉篇釋作雞聲廣韻釋作鳥聲並是形容短促而聯屬之聲並為氣逆所致而所關係者尤在冷熱兩途明乎此而知噦即吾蘇之所謂呃獨不得圖

於吾蘇之所謂冷呃則宜溫宜清之辨即可生可死之分病家於此最危之證其可妄於不知也哉

（允芝自注）周鶴亭太史云明人作正字通識者謂其疏舛頗多不可為典要獨其於噦字釋作呃逆則大可從也信然

（書後）吾吳俗語有所謂打呃者小兒及高年人中氣不充偶吸冷氣即氣為之逆而作呃其自然之聲亦正如呃字此噦字之音必當讀如呃者即證以呃逆之聲而尤為明顯可知噦之與呃本是一字噦為古文而呃乃後人之孳生字但吸冷打呃初非大病氣漸調而其呃自止且無待於服藥惟久病胃氣欲

絕之呃及熱病胃熱閉塞之呃均是重症而一屬虛寒一屬實熱卻是遥遥相對古書治呃止有丁香柿蒂之方而無清熱滌胃之法本是古人之缺典九芝此論補出承氣一條是從古未言之秘鑰若吾蘇冷呃一語則專指老人小兒吸冷發呃而言亦是確論與大病之呃本不相涉俗人諺語何知大病中有此冷熱兩途此不可與醫學家一例觀也

陸九芝霍亂論

霍亂一證有寒有熱熱者居其九寒者居其一凡由高堂大厦乘涼飲冷而得之者仲景則有理中四逆諸方後世亦有漿水散大

高里學

順散復元回陽飲冷香飲子諸方病多屬寒藥則皆宜用熱若夫春分以後秋分以前少陽相火少陰君火太陰溼土三氣合行其令天之熱氣則下降地之溼氣則上騰人在氣交之中清氣在陰濁氣在陽陰陽反戾清濁相干氣亂於中而上吐下瀉治此者宜知陰陽分清濁以定其亂亂定即無不愈此則病非寒也而亦非盡用寒藥也即如薷藿平陳胃苓等湯習用之劑亦皆溫散溫通特不可用薑附丁萸之大辛大熱者耳又有不吐不瀉而揮霍撩亂者則多得之飽食之後凡夏月猝然冒暑惟食填太陰亦曰飽食填息一證為病最速為禍最酷而人多忽之即有知者亦僅以

停食爲言絕不信其爲閉證之急者閉則手足肢冷六脈俱伏甚則喜近烈日此乃邪閉而氣道不宣非氣脫而脈絕不續其畏寒也正其熱之甚也閉與脫之分一爲邪閉而脈伏一爲氣脫而脈絕脫者誤開氣散而死閉者誤補邪錮而死人之死於邪定閉較氣脫而死者速病家不明此理一見邪閉未有不疑其脫者況乎人之將死總可云脫孰肯於此時再說是閉於是乎病之亟宜解利者雖有明眼何能違众誰知此證只欠一吐而已有吐法之不行而凡病之可以一吐而即愈者且一用消導而亦愈者往往不死於補即死於溫原其所以用溫之故則以陽氣退伏於內不能

外達於表脈道每先不利而反見畏寒此時外治之法熨葱灼艾熱湯沃洗類皆用溫乃以此為職遂謂用藥自宜於溫不思外治湯水本無用寒之理豈可因外治之必當用熱而信以為服食之亦宜於熱哉此外亦有四肢厥逆甚至周身如冰而竟不惡寒反有惡熱者此更是內真熱外假寒亦厥陰經中熱深厥深之象輕亦熱微而厥微豈可不用四逆理中即薑湯米飲及五苓散中之桂枝亦不可用而且宜用苦寒之劑佐以挑痧刮痧等法刺出惡血以泄熱毒者此則並不宜於溫散溫通矣同治壬戌江蘇滬瀆時疫盛行綿延而至癸甲余嘗有以石膏芩連清而愈之者則暑

濕熱之霍亂也以涼水調胆礬吐而愈之者則飽食填息之霍亂也其肢皆冷而其脈皆伏維時大醫立方競用丁萸桂附日斃數人問其所以然則曰君不見夏月井水乎何以天令如此之熱而井水如此之寒也夏月伏陰在内也張介賓曰人見此時之天熱不見此人之藏寒天下惟格物能致知諸君請退毋請溷乃公明日厥不還灸之不出冷且蒸甚則曰如此熱藥體尚不温設更投涼其冷何若病家之聞之曰唯唯否否卒未有能破其局也

（凡是自注）素問六元紀大論曰太陰所至為中滿霍亂吐下又曰土鬱之發民病霍亂嘔吐靈樞經脈篇曰足太陰厥氣下逆

病理學

則爲霍亂此不定其爲寒爲熱者也惟氣交變大論六己年少宮運歲土不及民病飧泄霍亂是爲寒中然值己巳己亥相火在泉民即無病則可見此証之屬寒者少而屬熱多矣至於傷寒論中所載霍亂則有既吐且利而大汗出脈欲絕者有吐利汗出發熱惡寒四肢拘急手足厥冷者有惡寒脈微利止亡血者有下利清穀汗出而厥吐已下斷汗出而厥者此必有吐有利有汗有惡寒方是理中湯四逆湯四逆加參四逆加胆汁諸方用以運行上下通達内外爲寒邪直入厥陰之霍亂若不然者則仍是溫熱之三氣爲之不固執爲寒輒死於一口之生薑

紅糖湯米飲也王孟英隨息居於此證獨有見地余摭其勝而為之說

（書後）霍亂之因於寒者則盛夏之時飲冷食涼風露不謹脾腎真陽先已受困遏奄忽之間大吐大瀉而此身元陽已隨吐利消耗殆盡故目陷螺癟大肉俱脫膚冷脈絕色白如縞唇舌無華甚則青黷腹痛如絞抽搐轉筋治此者非大劑四逆吳萸不能挽回陽氣於百一此即仲景傷寒論少陰厥陰之吐利四逆諸症後人所謂直中三陰之中寒也其因於熱者暑濕交結陰陽之氣倏爾乖捂亦令上吐下瀉此則當理其蘊積之濕濁芳

香泄化而其亂可定是霍亂中之較輕者九芝之所謂病非寒也而亦非盡用寒藥二語最是治此症之無上真諦惟乾霍亂一候則氣結不通故胸腹大痛甚於刀摳而欲吐不能欲瀉不得其苦尤甚此則暑溼痰食膠結鬱塞而氣閉不通雖亦結伏體亦厥逆內蘊熱而外發昏熱深厥深治宜通竅開閉以針刺挑亂外治諸法皆不可廢非彼上吐下瀉肢厥脈伏之寒厥可比淺者見之亦以理中四逆等湯投之則九芝所謂同治癸甲間之瘟上大醫曰餓殺人而不悟者矣惟此是時行之病氣遠或數年而一作近或比年而頻作屬寒屬熱本非一致九芝並同治

癸甲所見者多屬熱症所見皆同則皆暑經交結之宜於芳香泄化者觀於九芝所說薷藿平陳胃苓等劑及孟英所製然照蠶矢連樸諸方則當時發現之症情自可想見而近廿年來此疫不時頻作殲於無歲無之則多是傷寒論少厥篇中吐利厥逆之四逆吳萸症猛投薑附連萸大劑可救十之七八決非薷藿平陳然照連樸諸湯之輕描淡寫可以倖中此是疫癘之氣其發生也隨陰陽之氣化而變遷必不可執一而論吾知九芝生今之時當必曰霍亂一症寒者居其九熱者居其一矣若夫熱深厥深之霍亂則惟不吐不瀉者有之九芝此論中段一大

病理學

節全為此證發明源委最為詳盡而既吐且利之支逆脈絕者要皆直中之寒必不可與九芝所論之乾霍亂相提並論而經熱蘊結者亦間有吐瀉交作之病則讀孟英霍亂論以所吐之穢惡清澈及所下之惡臭稀水辨其為寒為熱必無遁情況更有舌苔之黃膩淡白尤可援據正不必以支逆脈絕而遽疑孰寒孰熱之易淆視熱此書頗因孟英九芝兩家止据當時所見皆側重於熱症一邊故書所見以證寒者之亦非少數磨乎臨證之時見病治病自具雙眼而不為前賢之論所拘束也乎

陸九芝款致論

經云十二經皆有欬不獨肺也但以肺爲華蓋其位最高爲諸氣出入之道路故欬無不涉於肺耳欬與嗽有别其標皆因乎痰有聲有痰者謂之嗽有聲無痰者謂之欬而痰與飲又有别其本皆出於水水之稠者爲痰水之稀者爲飲稠則嗽之即出稀則非欬不出且有欬而不出者人遂謂爲乾欬共目爲肺之燥而不知其爲脾之溼非獨溼與乾相反且并水飲而字從此亦不聞於世而其所用之藥無非滋潤之品飲證得之愈潤愈燥遂成炎上之火及其火既上炎而煎熬津液變爲骨蒸臥則喘作動則汗出痰氣腥穢喉啞失音變爲癰痿勞怯之狀此皆可預計病至此亦可爲矣

夫欬嗽初起本為微疾治之之法皆在金匱篇中金匱以欬嗽分作二門一在肺癰肺痿門為第七一在痰飲門為第十二同一欬嗽也其所以必兩見者豈無故哉詳玩兩門方治一主達表散壅一主滌飲利氣獨不於此時一用滋補乃時人一見欬嗽絕不用達表利氣法而輒以兜鈴蛤蚧紫菀款冬阿膠沙參二冬二地龜板鱉甲之屬凡與欬嗽為仇者罔不畢集猥云傷風不醒便成勞未幾而果成勞病是其所以成勞者藥為之非病為之也及其既成勢無可救孰知勞之為病本不能救之於已成之後而必使之不成於未然之先矣其何以使之不成則有[illegible]

飲宜滌，有氣宜利，及其有火則宜泄宜降，欬嗽雖久，萬無不止之理。即不然，而并不服藥，欬嗽亦能自止，此正不令成勞之大作用也。況既曰傷風，何以使之不醒？既不醒矣，何以任其不醒？即使久而失音，如古所謂金空則鳴，金實無聲，金破碎亦無聲，聲亦當有別，仍不得但作破碎觀也。然而難矣。

（書後）五臟六腑皆有欬，載在內經，聖訓煌煌，又誰敢以為不是？但反復尋繹經文各條情狀，只說見證，殊不能明言其所以然之源委，蓋亦出於粗知病態者敷衍為之，不可謂中古醫學真傳，累止於此。壽頤不敏，竊謂欬病雖多，而究其來源，則止有内外二因虚實之所述外因者六淫感冒呼吸受邪其病在肺盡人能知内因則下元肝腎陰虛氣不攝納衝激上行而肺當其衝假道以出之其作聲也雖不可謂之肺病而病源實不在肺欬之來盛肺無惹也唯治不得法衝激不已欬遂頻暴則肺本嬌藏震撼既多漸以敗壞而肺萎乃成不可治矣至於痰之生也其僅原於肺者則以閉塞之故治節不行肺中水液夾其敷布停滯而化為濁垢無論外因内因苟其欬久皆有飲積向容每謂既有飲停而後作欬不候則謂必以欬之震擾而痰飲乃係是以凡治欬者能分別外因内因之源而撥根本兼治其

致必易應手徒沾沾於痰飲門中尋求化痰滌飲諸方而欲求其有效吾未之見也且痰之為患尚多有不發於肺者皮裏膜外經隧脈絡之中往往蟠踞凝積不易搜剔此其病狀多端苟在精於治療術者類能言之然非肺中停滯之飲隨血氣以流注於其他部分實即其人氣機有阻運行不利則隨在皆能停積譬彼泉水下流宣泄自無污濁之虞一有停頓雖是清流不崇朝而即成瀦穢凡此痰病未必其人皆有欬嗽皆有痰吐而藥從痰治其效孔多（前人議論惟王隱君滾痰丸一方專為雜病停痰之用而言之太過難於盡信至王孟英醫案始大暢其

病理學

一下二十五

旨潛齋三集治驗甚多其證之不咳者比比而是讀者須以王氏書彙而參之必不以鄙言爲河漢又瘍外證因於氣滯痰凝者可十之五亦必從痰治而始有效此則老於瘍科經驗者能知之非可以語專治內科之名手矣尤芝必謂咳嗽因痰祗就咳病言之不足以賅其他痰證王謂乾咳皆屬脾濕則未免過當須知因燥作咳亦六淫之一凡乾咳而宜於清潤者未始不多今乃一概視之胡可爲訓金匱咳嗽分列二門自有深意苟是痰飲證自無滋補之法然因虛而咳者當然不在此例孟英案中所下[illegible]學者皆[illegible]免以豈可渾侖吞棗若發欬二字

今人見得恒以為痰屬熱飲為寒 誠以今之痰熱稍具多少然不可執此一見以讀漢唐醫書也

況腳氣人體循環系與神經系發生變化之疾病

循環系管運行血液以營養全體之系統也 以心臟為中樞而動脈管靜脈管及毛細管屬之 心臟舒張鼓動以催送血液行經動脈分布於各部毛細管 復由各部毛細管會集於靜脈管而歸心臟 上下升降如環無端 分布養料吸收廢物 全體各部組織莫不被其沾濡營養以致其效用 此循環系生理作用之大概也

神經系者 即制諸器官知覺運動之總軸也 分腦髓脊髓神經三

部各種神經之一端必達于腦脊髓又一端必合于諸組織故腦脊髓爲神經系之中樞如中央政府節制各部頒布命令而神經纖維爲之傳達傳刺激於中樞達命令於各部以發生知覺運動以神經爲其生理作用之大要也

西醫學者謂人體機官分爲九系統其實全體官能不論何種系統均不能缺少血液營養及神經作用故各種機官之生活[illegible]一賴血液營養一賴神經作用血與神經之能起作用又賴血液之營養及神經無血液則神經[illegible]本矣血液之致營養又賴神經之調節使無神經則血液凝滯矣我中醫論人體生活不外氣血故曰氣

以行血血以攝氣又曰氣血之帥也血氣之宅也血爲體而氣爲用血是實質即是循環系之血液氣無跡象似爲神經系之作用循環系與神經系固有密切關係焉

循環系心臟肌肉翕張之遲速有神經以節制之動靜脈管壁之中層亦有神經以節制其伸縮血液流于脈管中其多寡遂繫於脈管之擴張與收縮而脈管之擴張與收縮則繫于神經之弛緩與緊張故血液之循環胥賴神經之調節若調節失宜循環系發生障礙而疾病作焉然神經之作用胥賴血液之營養若營養失宜神經系發生變化而疾病亦作焉

循環器與神經系發生之疾病不可勝指計數約可得三種現象

（一）充血　神經被刺激而興奮則心臟鼓動劇烈動脈中血行疾速斯時全體毛細管均起充血現象肌膚緊張全體赭灼是為發熱局部充血猶言中醫所謂之火如肝火胃火即局部充血也不知大腦皮質之神經中樞血管擴張血液上衝致頭痛眩暈面潮紅卒倒神昏即所謂腦充血矣

（二）貧血　神經因衰弱而沉滯心臟機能微弱動脈中血行遲緩斯時全體毛細管起貧血現象肌膚起栗肢體振慄是為

寒戰其局部貧血者吾中醫謂之寒如胃寒腸寒即局部貧血也又如心臟不能輸送適量之血液於腦髓時致顏面蒼白四肢厥冷眩暈卒倒即所謂腦貧血矣

（三）鬱血　神經作用沉滯時靜脈血流行遲緩全體毛細管起鬱血現象身體倦怠四肢乏力所謂濕瘀清陽氣機不暢皆鬱血所致也

又神經興奮過烈而起強度之充血則為痙攣乎神經沉滯過甚而起弱度之鬱血則為痲痹前者中醫謂之痙後者中醫謂之風其痙與風相搐痙攣與痲痹間作則又神經由興奮而沉滯由沉滯

而興奮之現象也是故神經系之疾病有甚于循環系者當以治理血液為主如清血養血是也循環系之疾病有本于神經系者當以治理神經為主如調氣降氣是也中醫治療之術貫通其旨非于神經循環兩系微妙之生理早有所洞徹不然曷能以簡賅繁謂氣血不和與聞其言似隔靴搔癢而無深意何以言之蓋實屬環系與而有其理蓋以人身實為氣血聯繫總匯氣循環系屬神經系之作用中醫名之曰氣循環系之血液中醫亦名曰血謂為氣血不和不亦殊有其理乎

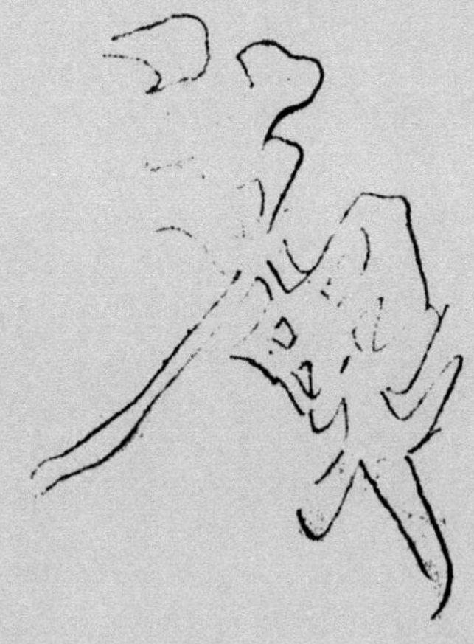

莆田国医专科学校讲义

醫論

（一册）

民国三十四年五月重订

《医论》引言

《医论》为莆田国医专科学校教材之一，林韬安撰，分为上、下两册，有残缺。《医论》第一册开篇为“医以明理为要论”，林氏认为医者既要熟读经典又要懂得融会贯通，综合应用。原稿第1～29页页码连贯，内容包括有好博而不务精详论、医道不可自矜论、医本仁术论、德以治身药以治病论等医德修养方面的论述，以及分别治虚补虚之异论、书方宜人共识论、神昏多属于胃论、判方用药必本升降浮沉之理、五行生克之非论等医术修养方面的论述。原稿第30～67页内容缺失。原稿第68～86页内容包括医宜通变论、古今治法无异同论、方不在多加减得法论、阴阳不可偏补论、肠胃主降之新理解论、营卫新释论等。原稿第87页缺失。原稿第88页论述论医学与哲学，阐述了医学与哲学之间的联系，原稿第89～110页论述了气化新论、中医主气化西医主形式之得失论、论气化为细胞之母、五脏阴阳新学说论、论中医不杀菌而能治有菌之热病、论汗法是改变病理为生理的疗法等中西医结合内容。原稿第111～122页记载鼠疫之研究相关的略史、诊断、病理、治法等。《医论》第二册仅存原稿第30～67页内容，其中原稿第60、62页缺失，简述了脉有可凭不可凭论，认为四诊中唯有脉诊最难，却又是最可凭的。之后摘录了名医方论全篇，载有独参汤、参附汤等36方，分别从主治功效、药物组成、用法、方解、配伍运用等方面进行了详细的介绍。

莆田縣國醫專校醫論講義

醫以明理為要論

林震翰安撰

醫之為學明道之一端如古冢宰屬官所以佐相業之調和鼎鼐燮理陰陽者也奈後世高者為藝術低者為糊口計日趨日下按內經以明理為要方土有乂越人難經亦以明理為要並無方藥自唐以後競尚方術遂有千余方肘後方各家本草方書汗牛充棟而醫道大壞不明理者用毒藥如未能操刀而使割以致殺人無算有宋起而然之不以明理為要乃有和劑局方之設醫道至此壞而愈壞矣蓋以方救方如以火救火不至於燎原不止也局

方之設將以前所有毒藥之方一概禁止名之曰禁方不准世用而單方局方不知周禮醫師掌醫之政令聚毒藥以供醫事若一以和劑為主如甘草至和之藥膨脹得之即死五穀為日用之需善而又善者也熱病熱未退之時早食即死能將藥之甘草並五穀悉禁之哉此方書不足恃之明效大驗也不明理者雖飲食亦不能調飲食亦能殺人余嘗觀世之不明理婦人多以飲食殺其兒明理者雖毒藥亦應手而效故醫必以明理為要中庸明善而後可以誠心擇善而後可以固執也

好博而不務精詳論

滿眼書籍。各家議論。萬有不齊。胸中毫無要領。務博而情不專。學人大病。以之吟風玩月則有餘。以之立天下之大本。了天下之大事則不可。吾見六朝以後之才子。誇多鬥靡。下筆千言。袁考其行反不如不識字之農夫女子。能盡其子臣弟友之道。天地間何樂生此聰明才辯人哉。唐以後之醫家。亦多染此習。儒家之書汗牛充棟。雖孔顏亦不能讀盡。今日之書。孔顏亦無那大功夫讀盡。今日之盡書。孔顏斷不務虛名。而拋荒實德也。儒家之書雖多。而要緊只有經書。經書之中。要緊而又要緊者。莫過於易經四書。人能身體力行易經四書之道。他書雖不讀可也。醫家之書亦不少而要緊之書。只有内經難經玉函經。此内三種。傷寒論金匱要略皆存。獨卒病論亡。及臨症指南葉氏博而能精。其不精者十之一二。如不識燥症誤用桑白皮之類。張隱庵本草崇原。能識其所以然之故者也。他如東垣十書。丹溪心法。河間三書可閱而不可讀。以皆有倚於一偏之弊。爲至陶氏六書則壞道之尤。直不必閱。其他不勝枚舉。要皆不識六氣之全。可參考而不必讀者也。凡醫者讀書必須明其一定之理。然後參閱百家。由博返約。自然不至爲偏說所誘。否則雖讀盡天下書。亦無用也。

醫分三工論

醫有上工中工下工。上工者良工。中工者庸工。下工者謬工。蓋謂庸工不若良工。謬工之不若庸工也。以理言之。庸工豈止不若良工哉。并不若謬工耳。謬工之殺人。殺人而見其跡者也。見其跡則人所易知而易遠。其為天下之害少。庸工之殺人。而不見其跡者。也。不見其跡。則人所易忽而易近。其為天下之害多。譬猶暴君為不善。其亡雖速。而天下之害不甚深。庸君未必能為大不善。而天下之元氣陰受其賊而不知。其亡雖緩。而為害於天下不既深乎。嗚呼。庸君誤天下。庸醫誤病人。一理也。

醫道不可自矜論

醫 言 三

近有一等行醫者。偶得一方藥。輒滿顏矜色。抵掌傲笑而言曰。我藥能救人之命。噫。命果何物。而可醫藥救之也哉。即古昔大聖至神靈至慈愛。亦不過能以藥治人之病。未聞有救人之命者。今且無論不能救人之命。即欲求與能治人之病者。亦不多見矣。予雖不敏。誦讀于斯者有年。博採于斯者有年。忘食廢寢。默契神參。以至歷危際險者又有年。亦僅知探虛實。測淺深。權緩急。能治人之病。還其不死而矣。豈遂因以為功。而曰我藥能救人之命哉。從來之敢也。

論

醫本仁術論

醫何以仁術稱。仁即天之理。生之原。通物我於無間也。醫以活人為心。視人之病猶己之病。凡有求治當不啻救焚拯溺。風雨寒暑勿避。遠近晨夜勿拘。貴賤貧賤好惡親疏勿問。即其病不可治。亦須竭心力以圖萬一之可生。是則此心便可徹天地統萬物。大公無我而幾於聖矣。不如是安得謂之醫。而以仁術稱。且醫者常須愛養自家精力。精力不足則倦。倦生厭。厭生躁。厭躁相乘。皆苟率而無誠意矣。思欲救死全生。庸可期乎。今之醫者。鮮克不以奔競為專務。徒勞苦而不自知大成也。

醫論

日

巫醫論

昔南人有言曰。人而無恆。不可以作巫醫。朱子竟認巫醫為兩事。一註以交鬼神。一註以寄死生。岐而二之。恐為未當。夫醫之道。始於神農。闡於黃帝。著有素問內經。以救民疾苦。所謂墳典。一書至尊至貴。莫之與並。豈可與巫覡之徒同日而語者。但醫有不同名稱。亦是有別。精於醫者曰明醫。善於醫者曰良醫。壽君保相者曰國醫。粗工褊淺。學未精深者。曰庸醫。但有時運造化者曰時醫。又曰福醫。至若擊鼓舞趨。祈禳疾病。不以醫藥為事者。則謂之巫醫耳。

人生不須醫藥論

人之一身。無非病也。亦無非藥。況金石草木鳥獸蟲魚為藥。偏矣亦後矣。飢飽待時。飲食藥也。寒溫適所。衣服藥也。動靜有常。起居藥也。色不視邪則目明。聲不聽淫則耳聰。口無莠言。行無顛步。則口體正。均藥也。使有人焉。知填精而不知寡慾。知養氣而不知守默。知保神而不知絕慮。亦焉往而得藥。奚問醫之六經也。但言順四時。少嗜慾。節飲食。不為邪氣淩犯。初未嘗以藥。言其五志為病者。即以五志為藥。如曰悲勝怒。病怒者。悽愴哀苦以感之。喜勝悲。病悲者。詭浪佚豫以娛之。恐勝喜。病喜者。迫遽危亡以怖之。怒勝思。病思者污辱欺妄以激之。思勝恐。病恐者況疑搜剔以緩之。至如逸可治勞。静可治躁。陰以避暑。燠以避寒。凡此之類。皆非熱非寒、非酸非苦。無煩採製。不費㕮咀。隨在而得之聖藥。遠逾草根木皮萬萬也。能尊者、生自知揭未病之藥。何至于病而求醫用藥哉。

分别治虛補虛之異論

素問曰。不能治其虛。何問其餘。夫不曰補其虛而曰治其虛。大有深義。治字補字。難易大不相侔。補其虛者。祇有虛而別無邪氣夾虛中。譬猶弱國時也。治其虛者。不足之中兼有餘之證。譬猶國勢强弱相半時也。此時而欲補之。則邪未衰。欲瀉之。則氣已敗。勢介兩難。必隨時取中。於其間。或先攻後補。或先補後攻。或因攻為補。或借補為攻。雖攻而正不傷。雖補而邪不熾。方可謂之治其虛。謂之能治其虛耳。於此不能。其虛何可復問。旨哉。須知治之一字。有無限苦心。無窮妙用。在與虛則補之之一字大有間。世都忽而不察。特作是論以晰之。

無病人而好服補藥論

無病服藥之流弊久矣。而今為甚。此皆執前人服藥於未病。與上工治未病之說而謬焉者也。不知服藥於未病者。即致治于未亂。保邦于未危也。善政治者。尊賢使能。振綱肅紀。則政民和。苞桑萬

醫論　才

世在茲矣。若無過興師。則內生反側。外兆邊塵。不反自貽伊戚哉。然則保國保身無二理。用藥用兵無二術。善衛生者。能於平時節飲食。慎起居。少嗜欲。寡蒙慮。使五官安職。百體清和。將遊華胥而躋喬松矣。苟思患預防。審醫可也。問藥性可也。讀岐黃書可也。若以草木偏攻。則寒者戕賊脾元。熱者煎熬血液。是猶從人陰柔巽順。似乎有德。而國家鮮不為之潛移者。古人謂壁中用柱。壁中漆鼠。不可不深長思也。至若不治已病治未病。則又是有說。如肝邪旺。恐傳變於脾。當瀉肝以平之。心邪旺。恐傳變於肺。當先瀉心以平之之類是也。是則治未病者。治病之未傳也。非治人之未病也。

服藥於未病者。調攝於未病。非未病而先服藥也。二說各有所指皆非無病服藥之謂也。夫何貪生者假為棲真元牝之丹。縱慾者泥為嬰兒姹女之術。岐黃語戒。視若弁髦。伐性斧斤。悟如社席。是以疴端呈現。種種乖常。蒂固根深。卒難期效。而猶咎刀圭無補。毋乃愚乎。

病人當遠閒人論

病人之家。凡有以問疾來者。勿得與之相接。勢必人人相接。多費語言。以耗神氣。所契者。又因契而忘倦。所憎者。又因憎而生嗔。甚或坐盈一室。競起談風。縱不耐煩。又不敢直辭以去。嗟嗟有病之人。力克幾何而堪若此。恐不終朝而病已增劇矣。然此猶為害之小者耳。更有一等搖唇鼓舌。好事生非。病者一惑聽。必致惱怒填胸。不知自愛。而其為害又不可言。智者于此。休將性命做人情。病家或不知此。醫者必當致戒。戒之不聽。其自然醫之道盡矣。

醫學實在難論

醫有一種難題。即因有一種時弊。凡遇疾病危險。諸醫會集之際。其中學術平常者。不過輕描淡寫而已。識見高明者。若欲別立意見。惟恐遭人嫉忌。萬一不效。又慮損名。瞻前顧後。亦是大同小異了事。殊不念上天賦我聰明才智。若臨證之時。不費一番思索。不用一番心血。代天宣化。救濟蒼生。止於此中。求富貴。顧聲名。以他人性命。痛癢無關。生死聽天。清夜思之。能無自愧。苟能據脈審因。雖見前醫識力未到。自當解絃易轍。以正其誤。若不据脈審因。而妄生議論。祇圖求異於人。而網其利。其居心不可問矣。此皆由於病家無醫學智識。則醫家不肯於力為。是以難也。

八大家論

自軒岐越人以來。著書立說者不下數百家。而又推劉張朱李為四大家者。蓋以仲景首論傷寒。立法立方。實為醫祖。守真復以春溫夏熱立言。補仲景之未備。東垣詳辨脾胃內傷與外感懸殊。又

暑門　論

補張劉之未備。丹溪又專論補陰。再補東垣之未備。名有見地。迭為補闕。已有李士材論之曉暢矣。余謂言外感者張劉。言內傷者朱李。似乎備矣。而實有未盡。明之薛立齋謂十三科一理。概外科固執成方。不窮病本。特發由外合一之論。又以風會不齊。今人虛薄。病戒寒涼。多行溫補。此又補丹溪之未備。而擴人胸臆者。由是張景岳李士材輩著術頗行。實皆立齋之餘韻也。雖然。內傷諸症。脾胃獨詳於李氏。陰陽分擅於薛朱。可謂無遺蘊矣。而外感風寒溫熱之外。尚有夏月直受暑邪者。雖潔古東垣輩以動靜分陰陽似屬近理。自有張鳳逵申明傷暑之理蘊。特著全書。可云見者復有喻嘉言。不獨從仲景書中悟出冬溫春溫伏氣爲病。於千百年無人道破之書。一旦揭其微義。識爲暗中一大炬。更悟出秋燥一門。指破內經秋傷於濕之誤。可稱千古隻眼。至此而天之六氣。方云大備。更有不關六氣。而亦屬外受之疫邪。諸書中雖有闡發。而莫如吳又可直窮變態。反覆詳明。此由於講求外感。諸家補其未備者也。其外載籍充棟。縱各有可採之論。可傳之方。無論醇於此者。疵於彼。難稱完璧。而有腹笥廣博。卷帙充盈者。要不及薛張吳喻四先生。各開生面。以補張劉李朱之闕也。讀其書不敢沒其功。故特以八大家推之。

行醫須知道德論

竊聞詩云。上帝臨汝。無貳爾心。書云。作善降之百祥。作不善降之百殃。又云。惠迪吉。從逆凶。惟影響。此列聖所垂之明訓也。凡見諸苦惱。無論貧富。當先懷悲憫。耿耿此心。惟天可表。荷司命之擔。當任大責重。豈盡無訛。清夜深思。寧無憂懼。為醫者切勿趨時誇耀。若遇頻危之症。悉心療治。切勿借名恐嚇。或遇輕淺之疾。即時安慰。切勿張皇顯功。或病果疑難。學識未到。必詳審以待高明。切勿躭延貽誤。或遇富厚之家。切勿倖災攫利。或遇貧困之人。隨力救援。切勿市恩而沽譽。或遇當道搢紳。隨緣調治。切勿媚諛以玷師親。嗟乎。人命至重。冥報難逃。孰一得以誤人。昧良心而網利。均莫為害。若知之而自犯之。是自絕於天也。惟是力有所不逮。情有所不忍。目擊貧病無告。烟火不繼之家。每有不堪之慘。徹底躊躇。默金全之術。擬於診金藥費之外。量為留餘。製諸藥餌。為救療貧病之萬一。

書方宜人共識論

國家徵賦。單曰易知。良將用兵。法云貴速。我儕之治病亦然。嘗見一醫方開小草。市人不知遠志之苗。而用甘草之細小者。又有一醫方開蜀漆。市人不知為常山之苗。而令加乾漆者。凡此之類。如冩玉竹爲萎蕤。乳香爲薰陸。天麻爲獨搖草。人乳爲蟠桃酒。鴿糞爲左蟠龍。灶心土爲伏龍肝。者不勝枚舉。但方書原有古名。而取用宜乎通俗。若圖矜奇好異。致人眼生不解。危急之際。保無誤事乎。又有醫人工於草書者。醫案人或不識。所係尚無輕重。至於藥名。則藥鋪中人。豈能盡識草書乎。孟浪者約略撮之。而貽誤。从心者往返詢問。而躭延。爾等校日行醫。凡書方案。字宜清爽。藥宜共曉。再如藥引中生姜常寫幾片。灯草常寫幾根。竹葉桔葉常寫幾瓣。葱管荷梗常寫幾寸。盖片有厚薄。根有短長。瓣有大从。寸有粗細。諸如此類。皆須以分兩爲準。又煎藥宜囑病家各藥各罐。勿與他人共用。彼煎攻克。此煎補益。彼煎寒凉。此煎温熱。譬如酒壺泡茶。雖不醉人，難免酒氣。此說偶見於願體集中，竊以為先得我心，故亦摘而贅之。

神昏多屬於胃論

人或謂神昏之病原於心，心清神乃清。雖謂神昏之病原於胃，胃清神乃清。或疑神藏於心，於胃何與？曰：藏神者心，而攝神者氣。氣出於胃，胃氣不清，則不能攝神歸舍，而心神之昏昧也必矣。子如不信，不觀酒醉之人乎？醉酒之人，醉胃不醉心也，何以神昏而語言錯亂也？不觀飽食之人乎？飽食之人，飽胃不飽心也，何以神昏而顴然欲寐也不觀痰涎壅塞之病乎痰涎壅塞之病病於胃未嘗病於心何以神昏而瞑眩無知若中風狀也不觀陽明內實之病乎陽明內實之病病於胃未嘗病於心何以神昏而躁妄狂譫如祟憑也或乃為之撫然曰命之矣此發前人所未發之論也況肥甘過度每發癰疽酒肉充腸徒滋穢濁熏蒸為火凝聚成痰旧設性靈神昏氣亂宜其爾也設以素甘淡泊藏府清虛雖感客邪易于解散然則病從口入之言可不深長思乎

用藥如用兵論

醫之[illegible]乎用藥之如用兵也。裴子曰。蓋衛國者兵。衛生者藥。藥不以法。而夭折因之。兵不以律。而敗亡隨之。慎所同耳。且以信仁義智勇。與夫決敵致勝之策。一吒勘焉。則又不必鑑録者何也。可戰則戰。不猶醫之可攻則攻乎。可守則守。不猶醫之不可漫汗下乎。可和則和。不猶醫之用和解乎。兵有設伏。醫有從治。均之伏其所惡。誘其所好也。兵有哨探。醫有消息。均之欲窺其虛實也。兵有間諜。醫有轉藥。均之欲痛其勁邪也。先補後攻。得非足食而後足兵之謂乎。先攻後補。得非大兵之後。瘡痍剃蘇。即為撫綏之策乎。攻補交施。得非且戰且走且和之計乎。大積大聚，殺其大半而止，得非殲厥巨魁脅從罔治之義乎。病去而勿妄加攻補。得非窮寇勿追、歸師勿揜之說乎。不當補而補，齎盜糧養寇兵也。不當攻而攻，嘉兵者不詳也。或以正，或以奇。或緩兵尾其後，或先鋒銳其始。與醫之正治奇治、先後、劑輕重法何異焉。且無恒者不可以作醫。兵主貴信也。無活人心者不可以作醫。兵之責仁也。醫不可以執方。兵之責智也。醫不可以貪利。兵之責義也。急攻之、急下之、急補之。兵之責勇也。器械不精，以其卒予敵也。藥品可不精製乎。部位不整，以其將予敵也。立方可不嚴整乎。君不擇將者敗，醫不可不擇也。

閫外不專者敗。醫不可不任也。慈兵者敗。驕兵者敗。卯剤勿予者
敗。醫獨可慈可驕可吞可否耶。病在此而治在彼。無過之地。妄加
斬伐也。有是病而用是藥。王師所至不犯秋毫也。執一不通。趙括
之讀書也。一病有五。孫子之用兵也。有一二味成一方者。武穆之
以寡擊衆也。有一二十味成一方者。淮陰之多多益善也。有半劑
或一劑而愈者。武之西伐會朝清明也。有數十劑或百劑而愈者。
周之東征三年始得也。以致于占風象度地勢。察人心與醫之審
也。宜先歲氣。望聞問切。均不可以歧視者。用藥與用兵同有如此。
雖然兵家虛則示之以實。實者示之以虛。與醫之虛者實之實者

醫論

虛之其理相似。而兵家之虛者示之以實。實者示之以虛。尤為致勝之妙算。而醫家之虛者虛之。實者實之。則敗不旋踵。何也。兵家之所謂虛者。兵食不足也。在我也。元氣實也。醫家之所謂虛者。元氣虛也。所謂實者。邪氣實也。邪氣譬之兵家之敵人。非在我者也。此其所以異也。用藥與用兵之不同又如此。今之不知醫者。固不知如用兵之說。知如用兵之說者。亦但曰醫之不可輕用耳。孰知醫之與兵有同異。一至于此也。故曰善將兵者而後可以語醫。識虛實者而後可以語醫。

德以治身藥以治病論

有客論云。人生之得失。必關乎時運之順逆。古來英雄其運未至。饔飧尚虧不繼。及其至也。則爲將爲相。别具一番經天緯地大手段。何其前後相去如天淵也。余曰此理甚明。客請詳之。余曰汝曷觀四時之序乎。百卉秋則凋零。冬則枯落。春信一至。齊開競放。至夏則又盛長矣。此即得失時之徵也。況人與天地參。尤爲萬物之靈。日星河岳。其來有自。榮辱屈伸。豈盡人事。有天運有氣運。有在人之五運。天運關乎時數。氣運係乎國家。在人之五運。則主人之一身。亦名經氣。晝夜運行。出入應乎時刻。可定病之進退。傷寒論云。太陽病欲解。從午至未上。又云。病發於陽者夜半愈。病發於陰

醫話　人日

者明日日中愈。又云。傷寒六日。六經已周。七日當解。是藥之治病也。不過隨其偏而調之。亦待經盡而始愈也。曰。然則五運之盛衰可用藥以調之。如運之失時。則何法以治之耶。余曰。安得無法。病以藥勝。運以德勝。曰。雖然。終不如藥之速乎。余云。德較藥而尤速。曰。何所見耶。余曰。昔有一貴人。馬上揚鞭而過。一相士視之。見其印堂黑暗。法當暴卒。且主惡死。去至半路。見礙石當道。必害人。乃下馬去石而返。則相士復見之。面上已轉紅潤。非但不死。且主富貴。相士拉馬驚問其故。曰。適見君去色現黑暗。必主暴卒惡死。君今返駕。不但不死。且主富貴矣。亦有大德。焉能挽天心於頃刻哉乃告以識曰。此即教人以自救也。其餘如孫叔敖之埋蛇。裴晉公之還帶。皆能轉禍為福。顯效如響。故書所載。班班可考。豈非較藥而更速乎。客遂唯唯而去。

醫必備四時五行六氣論

醫不備四時五行六氣之學。苟不能醫四時五行六氣之病。唐以後之醫。多為門戶起見。蓋欲天下之病人。就其學術。並非以我之學術。救天下之病。雖天亦不能不備四時五行六氣之全。以為生長化收藏。而成長養萬物之功。豈人力大於天力。但執一氣即能概六氣之全乎。唐以後名醫之法。可採而不可宗者也。蓋皆各有所偏。不能殫述。如李東垣偏於溫和。有似乎春。實真定偏於火攻。有似乎夏。劉河間偏於寒凉。有似乎秋。朱丹溪偏於補水。有似乎冬。雖不甚確。然皆有所近。學者能兼數子之所長。而以内經難經仲景爲主。參考百家。而擇之以太和之氣。庶乎不背於道矣。

唐以後醫書惟醫方集解最壞論

予輿氏謂楊墨之道不熄。孔子之道不著。唐以後醫道之壞極矣。先是五代之際。醫者率用毒藥。不能對準病情。傷人實多。以致有雷公炮製。和劑局方之設。將毒藥之方。俱收入禁方。此醫道之一壞也。繼則代有名醫。如東垣丹溪河間輩。各以一偏之見。各立門户。以成一家之名。又一壞也。下而明季陶氏六書之作。混六氣俱曰傷寒。籠統立方。籠統治病。世咸宗之。樂其簡便。又一大壞也。至汪訒菴醫方集解一出。家弦户頌。樂其簡便。若以之治病。鮮有不殺人者。其補劑首選一方。曰六味地黄丸。補陰者也。反將小建中

醫論

廿十

黃耆建中。當歸建中。附於桂枝湯表劑之下。陰陽倒置。莫此為甚。
其讚六味丸也。妙不可言。其於建中也。無一言發明。是使天下重
地而輕天。有母而無父。有秋冬而無春夏。嗚呼可哉。不知六味丸
本錢仲陽幼科門中。存陰退熱法也。自丹溪專主補陰。唱之於前。
薛立齋趙養葵汪訒菴等和衆之於後。而生民之禍極矣。訒菴於
三黃石膏湯下云。治傷寒溫毒表裏俱熱。夫以表裏俱熱之溫毒。
而可以麻黃豆豉合生薑大棗辛甘化陽。大助其表裏之熱哉。又
五黃散下云。治傷寒表症。又治婦人經水不調。其總論曰。此陰陽
表裏通用之劑也。夫表裏陰陽。互相反者也。有一方而可以統治

之理乎。雖以仲祖之賢。其曰表急急當救表，裏急急當救裏。其於表裏寒陰陽分之最悉。若以一方可以統治。醫道不難矣。仲景何必當日至再至三。分析表裏乎。其於九味羌活湯下。既治傷寒。又治傷風。仲景謂風家表虛。寒家表實。細立桂枝麻黃兩湯。而可俱以一方治之乎。既治風與寒矣。又治溫病熱病。夫傷寒陰邪也。溫熱陽邪也。而均以羌活發太陽之陽。豈能治乎。他如此類甚多。不及殫述。其壞彼不自知也。若自知必不筆之於書矣。後人宗之。轉相仿效。生民之禍。何時已哉。大壞之書。不止此一種。惟此種最行於世。余目擊神傷。不得不起而辯之。獲罪無所逃也。

陽大陰小醫道通於易道論

泰卦謂小往大來。否卦曰大往小來。可見陽大陰小。不待辯而自明矣。而人猶不之知。再觀地球陰也。地球之外皆陽也。地球較日輪猶小。試觀日輪之在天下也。不及天萬分之一。則天之大為何如哉。天不如是之大。何能包羅萬象。化生萬物哉。人亦天地之分也。內景五臟為地。外則天也。外形腹為陰。餘皆陽也。陽不大斷不能生此身也。亦不知天下雖大。不能化生萬物也。是陽氣本該大也。陰質本該小也。何云陽常有餘。陰常不足。見勞病必與補陰。必使陽從陰大而後快於心哉。經謂勞者溫之。溫者長養和煦之意。故能從其勞也。

今人不讀古書論

今人不讀古書。安於小就。得少便足。[illegible]便是厭重喜淺近。畏深與大病也。神農本經。靈樞素問。難經。傷寒論。金匱。及易經詩經周禮禮記。皆能輔助於醫理者也。近人所讀陳氏六書。壽世保元。古方三書。本草備要。醫方集解。又可瘟疫論。至無學者。祇讀[illegible]藥性賦。湯頭歌括。便欲行醫。近代葉氏醫案精詳者多。粗疏者少。遠勝闕汪李三氏等書。近日南方醫者。多喜讀之。然不讀古書。不能得其奧竅。但窺皮毛。反譏葉派。葉氏之書本不易讀。蓋其書皆用古[illegible]。不知其來歷。不能領會其用意。讀其書

[illegible] 俞

集於門人之手。往往有前無後。欲金縷玉。不能全備。非其真有天分功夫者不能讀也。

醫醫論

夫庸醫工於剛愎。不求實學。一遇奇難之病。言出之際。詫無適從。願預立方。反饒其詞曰。病至此極。何不早延余治。此先推病家之口。縱有誤治。至死不怨。若得偶中。遂為己功。致所前手之非以自誇。評論見症之險而要譽。又有設創謬譜之說。謂古人渾樸。其疾淺顯易治。今人尖巧。病症紛出難圖。詎知從古及今。醫聖醫賢。無理不闡。無書不備。一見知病。若後人學識未到。故當症無從着餘以應酬之功。用於誦讀之際。推尋奧妙。研究精微。審醫案。察脈理。一思百慮。而遂通。則鮮有不能取效之症。自可為人一等矣。

醫須體恤貧人論

蓋富貴者延醫有資。購藥有力。主病有人。驅使有僕。何難極救。至若貧人以身覓食。一朝染病。不但醫藥無資。甚且饘粥莫繼。病愈況甚。心愈焦。勞。往往挨延莫救。與言及此。為之墜淚。但恨力薄。不能施濟。醫者存心濟世。即為救命之人。救貧人一命功勝救富人十倍。然富者原是養尊處優之體。而貧人趁工度日。病一日則少一日糴米之資。焉能有餘錢以延醫服藥乎。故誤藥以殺貧人。其罪亦浮于誤藥以殺富人。富人雖死。其家尚溫飽也。貧人死後。必致父母無養。妻兒離散。醫者不察。往往視貧病而疎忽。見富貴而慎重。殊不知貧病尤當慎重也。望為醫者實心詳慎。出心與出力。陰德豈淺鮮哉。

達人知命病不至死利慾熏心終必畢命論

人當卧病。務須常存退步心。心能退步。則方寸之間。可使天寬地曠世情俗味。必不致過戀於心。縱有病焉。可計日而起矣。不則當歸咎藥。明日甘草人參是以江河填漏危。雖多無益也。先儒有言曰。予卧病時。常于胸前多書死字。每書數遍。頓覺此心寂然不動。萬念俱灰。四大幾非我有。又何病之足慮哉。雖然。此惟可與達者言也。嘗觀一縉紳子。年三十餘。囊囤饒裕。良田又幾二十頃。且已有子。亦可謂無不如意者矣。然怨心悲戀縈。二六時中無刻不咨嗟太息。愁怨不勝。如此者四五年。遂患驚悸怔忡恍惚不得寐等

醫話

證。遠近醫家延之殆遍。有安神者有養血者。有補氣生精者。有消痰與降火者。備餌彌劇。卒至如迷如昧。如顛如狂。捶胸囓舌而死。究其病所。從來。則為類年前訟費千餘金耳。嗚呼。如此富家。但知有身外之微。而不知有性命之大。縱可憐不足惜也。世間類是顛衆。因舉之以為後鑑。

時醫誤人論

醫家之誤人有六。有學無識者一也。有識無胆者二也。知常不知變者三也。意有他屬者四也。心煩見沓時五也。偶值精神疲倦六也。為醫者不可不深知自省也。至有一等重惜名譽知有生機而世事。更有一等中懷勢利。因富貴貧賤而歧心。甚有一等未經明理。徒作知醫。而率意妄投湯劑。以致誤殺蒼生者。又不可與醫類同日而語也。昔胡孝軒先生深痛醫道之衰。忽不自覺其失聲曰。善醫吾不得而見之矣。得見善學者斯可矣。予曰。善學者吾不得而見之矣。得見善問者斯可矣。

醫不可挾嗜好論

嘗見延醫之家。陳饌設醴。固不啻事神奉鬼之誠且敬也。要皆出自不得已之苦心。醫者于此。自當設身處境。深用不安。適可則止。莫謂分所宜然。恣情長夜之飲。爲[illegible][illegible]不[illegible]聞[illegible]。[illegible]暴病家猶不及

[illegible]　評

覽。若久病則中外主人。俱已晝夜焦勞。卧餐且廢。復何以堪。語云。一人向隅。滿堂為之不樂。有病之家。則不止一人向隅矣。我一人豈能觀樂哉。有人心者。必不然也。更有一等嗜習而成僻者。嗜博癡。但知有博奕。而不知有病人。更有一等趨競公門。奔馳世務之輩。則又必無二用。但知有趨競奔馳。而不知有病人。願同志者勿類是。

富家養子多病貧家養子少病論

試問富家之養子。恒柔脆而多疾。貧家之養子。每堅強而寡病。伊何說也。裴子曰。貧家有暗合養子之道。與富家異。蓋小兒受病有五。一曰煖。小兒質禀純陽。而火偏勝。保護無容過煖。禮曰。童子不衣裘裳。此其義也。富貴之子。一出母胎。即蒙頭裹足。煖室藏之。加以覆衾垂幕。褙長而未寒。先寒疊加絨纊。更日置之于火。灼其未足之陰。積熱之病。從此變生。而柔脆者多矣。貧家之子。則薄被單衣。隨地而臥。雖不無風冷更侵。動人憫念。而不知正得抑陽扶陰之至理。與富家異。其暗合養子之道一。二曰飽。人身腸胃。以清虛為和順。且大人亦然。在小兒為尤要。小兒腸胃柔脆。受盛無多。且不自知飢飽。旋與旋啖。而富有之家。則又脂味充盈。易恣情而多啖。脾胃諸病。從此變生。而柔脆者多矣。貧家之子。則無物可食而

醫論　二十二

食衣自有常。必不能使之饜飫。在口腹固為清簡。而不知正得清虛之至理。與富家異。其暗合養子之道二。三曰怒。小兒純陽無陰。性易躁而多怒。惟抑怒可使全陰。富家之子。種種任性嬌恣之習。越于恒情。本無可怒。怒無已時。怒動肝木。木旺生風。風木乘脾。驚癇諸病。從此變生。而夭絕者多矣。貧家之子。則素居窮蹙。不縱其性。自能馴擾意氣。無怒敢發。處境似乎拂逆。而不知正得抑怒全陰之至理。與富家異。其暗合養子道之三。四曰過號。諺云。兒號即兒歌。老子云。終日號而不啞。則知兒之號出于不自知不自識。莫或使然。猶天籟也。豈有過之之理。況小兒陽氣偏隆。最多火病。藉此呼號以泄之。不為無益。而富家之父若母者。反生不忍。動以食慰。而遏其號。鬱滯諸病。從此變生。而柔脆者多矣。貧家之子。則聽呼號而不恤。見者聞者以為忍。而不知正得順適天和之至理。與富家異。其暗合養子之道四。五曰傷藥。藥乃攻邪物。非養生物也。多服久服。鮮有不致傷生者。富家之子。則不論有病無病。日餌無虛。甚且旦暮更醫。亂投湯劑。而不知忌。有謂無傷。吾不信也。且藥之傷人。甚於傷食。食傷醫所易知。藥傷醫多不識。病外諸病。從此變生。不止於柔脆矣。貧家則不暇求醫。無資取藥。縱果多疾。安意之守在旁人以為失護。而不知正得有病不服藥為中醫之至理。與富家異。其暗合養子之道五境。是豈富家之不善養子乎。非也。境也。因境以成其不善養子也。是豈貧家善養子乎。非也。境也。因境以成其善養子也。

五行生尅之非論

五行生尅。天地之數也。易之河圖負於龍馬。易之洛書現於龜背。咸皆顯明天地之數也。未有圖書以前。天地之數照然已備。故洪範言五行。而未及生尅。是以知其為無據之言也。所以圖書可衡。天地之數不可假也。夏之暑肇於春之温。冬之寒始於秋之凉。氣之默運然也。一陽轉而土膏潛動。天氣肅而海水西盛。晨日出而霜露立消。凉風至至而萬木凋落。象之顯呈者也。而又何疑于圖焉。曰水生於天者也。豈生於金乎。古諺取水月爲水母。月亦生於金乎。水生木。未有木生於江湖波濤者。水輔土以生木而專歸之水可乎。曰天者乾之體也。月者金之精也。坤也者萬物皆致養焉。五行皆不能離土而生。獨不然也哉。曰岱岳出火。漢井出烟。是土生火也。海中陰晦。波如火燃。是水生火也。火熱而水乾。是火反尅水也。水沖而土潰。是水反來尅土也。叢遇燎原。火亦尅木。鋤圖耜田。金亦尅土。生尅之道。不亦亂而無序乎。曰河圖洛書。水上火下。木東金西。天地之位。前南後北。左東右西。而其序秩然。而不可紊亂者也。其序秩然不可紊亂。則其生其尅。亦循序旋轉而不可紊亂者也。若深井有火。高原出泉。則二氣相更之妙耳。火燃水乾。水衝土潰。則盛衰勝復之常耳。是以窮五行之變。則可以為是即五行之事。則不可也。且所謂相尅者。不可制其太過。而使歸於平。非斬絕滅竭之謂也。又以抑其浮盛。而使還於根。以為生發之兆。雖相尅而實相成也。若金斷土掩。火燃水衝。此立盡之數。豈足語造化生成。學醫者當知此五行。生尅之非哉。

判方用藥必本升降浮沉之理

易曰。天道下濟而光明。地道卑而上行。故上下升降。而氣乃和。古人判方用藥。一本升降浮沉之理。不拘寒熱補瀉之迹者。宋元以來東垣一人而已。蓋四時之氣。春升夏浮。秋降冬沉。而人身之氣莫不由之。然升降浮沉者氣也。其所以升降浮沉者。人之中樞天之樞也。今人飢飽勞役。損傷中氣。於是當升者不得升。當降者不得降。而發熱困倦喘促痞塞等症見矣。夫內傷之熱。非寒可清。氣陷之痞。非攻可去。惟陰陽一通。寒熱自已。上下一交。而痞隔都損。此東垣之學。所以能爲舉其大歟。李瀕湖曰。升降浮沉則順之。寒熱溫涼則逆之。故春宜辛溫。夏宜辛熱。長夏宜甘苦。秋冬宜酸溫。所以順其時之氣者。升降浮沉之義也。所以救氣化之過者。寒熱溫涼之意也。李氏辛甘苦酸之用是已。若春宜溫。夏宜涼。冬宜寒之謂是。偏之也。豈逆之謂哉。

和緩脈有分生死論

凡診脈辨症。大抵有是病得是脈者為順。不應得是脈者為逆。此余十餘年閱歷。為診脈辨症之要訣。蓋平人得和緩之脈。是為無病可知。若久病體倦。亦得是脈。是為正元大漓之象。可決其死也。慎弗遺誤。凡虛勞及久病人脈大小洪細。沉浮弦滑。或寸浮尺沉。或尺浮寸沉。但有病脈。反屬可治。如久病浮中沉俱和緩。體倦者決死。且看其面色光潤。精神皆發於面。決難療矣。其言實獲我心。特誌為之準則。

用古方必求其立方之故論

按古方用意微奧，若宋元以後之方，無大深意，而流弊無窮。如八味丸專為攝少陰而設，然專治婦人腎虛轉脬，故名曰腎氣丸，非為泛治水腫脹滿而設。何今人不問症之偏寒偏熱偏虛偏實，一概以八味丸作湯，以治水脹臌脹？即痰飲門中，內中有微飲，苓桂朮甘湯主之，腎氣丸亦主之。按苓桂朮甘湯所治之飲，外飲治脾也；腎氣丸所治之飲，內飲治腎也。按腎虛水泛為痰，但嗽不欲。若外飲脾虛不能代胃行其津液，一以強卑監之土為要，土最惡濕，八味中之地黃酸甘化陰，愈化愈濕，豈非背道而馳，為賊主幟要。如麻黄湯治太陽傷寒。葛根湯治陽明傷寒。小柴胡湯治少陽傷寒。今人不問何經。一日便將羌防柴葛三陽表藥一齊俱用。將謬極矣。至於暑濕溫熱秋燥。無不以三陽表藥治之。亦是何理解。辨之不勝其辨。學者由此類推可也。再古方不可不信。不可信之太過。尤不能全信。須對症細參斟酌盡善而後可也。

診病以現病爲主不必拘執古方論

診病消息在確識病情之寒熱虛實燥濕。再能精察藥性。有是病即有是藥。無是病即無是藥。有是病雖峻烈之藥亦敢用。無是病即平淡之品亦不敢妄加。再無不效之理。有現症雖同而所以致痢之由，不用者斷不可拘泥古方。如是風穩學發揮易說，如陰吹二症，金匱用豬膏髮煎，取其氣血俱潤也。註謂腸胃俱槁，故用純潤。凡治陰吹，症之實與原古相反，無不神效。其一面青唇白舌白滑，不食不便，脈則細至，腸雖槁而胃不槁，因望用半夏桂枝廣皮枳殼，使胃中之痰飲下行大腸而愈。其一雖腸燥，知腸亦不槁一與。蓋腸濕滯痢，又用分利溫腑陽而愈。其一少腹久痛而致陰吹。脈濡弱思，知男子小腸疝氣者然，因大用溫通下焦而愈，皆非豬膏髮煎之症，設使不能變通，三症皆不愈矣。

五臟六腑體用論

今人概言補虛。不知五臟六腑各有補法。即一臟一腑之中。又有體用相反之殊。臟屬陰。其數五者。陰反用奇也。腑屬陽。其數六者。陽反用偶也。所如乾有四德。坤有五行。陽用偶。陰用奇互也。故六臟六腑。體陰者用必陽。體虛者用必陰。心為手少陰。心之體主靜。本陰也。其用主動。則陽也。補陰者補其體也。如龜板柏子仁丹參之類。補陽者。補其用也。如桂枝人參茯神之類。肝為足厥陰。肝之體主入。本陰也。其用主出。則陽也。補陰者補其體也。如阿膠與肉蓯蓉牡蠣之類。補陽者補其用也。如當歸鬱金降香之類。肺為手太陰。主降。本陰也。其用主氣。則陽也。補陰者補其體也。如麥冬沙參五味子百合之類。補陽者。補其用也。如茯苓人參白朮白蔻之類。脾爲足太陰。主安貞。體本陰也。其用主運行。則陽也。補陰者補其體也。如桂元大棗甘草白朮之類。補陽者補其用也。如廣皮益智仁白蔻仁神麯之類。腎爲足少陰。主潤下。主封藏。體本陰也。其用主佈液。主衛氣。則陽也。補陰者補其體也。如鮑魚海參地黃元參之類。補陽者補其用也。如肉桂附子硫黃兔絲之類。六腑爲陽。其用皆陰。胆爲足少陽。主開陽氣之先。輸轉一身之陽氣。體本陽也。其用主決斷。主義。十一臟皆取決於胆。則陰也。補陽者補其體也。如川椒吳萸當歸之類。補陰者補其用也。如青黛龍胆草胡連翹之類。胃為足陽明。主諸陽之會。經謂陽明如市。體本陽也。其用主納。主下降。則陰也。補陽者補其體也。如人參茯苓半夏益智仁之類。補陰者補其用也。如生地玉竹梨汁藕汁之類。大腸為手陽明。主傳化主變化。體本陽也。其用主納。以陽之糟粕而降濁。則陰也。補陽者補其體也。如薤白杏仁木香訶子之類。補陰者補其用也。如芒硝旋覆花知母豬膏之類。小腸為手太陽。主受盛化物。體本陽也。其用主納胃之水谷。分其水而傳糟粕於大腸。則陰也。補陽者補其體也。如附子杜仲黃土丁香蓽撥之類。補陰者補其用也。如蘆薈黃連黃芩龍胆草之類。三焦為手少陽。體本陽也。補陽者補其體也。如川椒、吳萸、丁香、肉桂之類。補陰者補其用也。如滑石、木通、燈草、寒水石之類。臟腑為陰，本陽體本陽也。補陽者補其體也。如肉桂、附子、豬苓、茯苓之類。補陰者補其用也。如黃柏、川楝子、脫蘇砂、滑石之類。凡補五臟之體者。皆宜守藥。補六腑之體者。宜通藥。蓋臟者藏也。腑則過而不流者也。

俗傳虛不受補論

俗傳虛不受補。便束手無策。以為可告無愧。蓋曰非我之不會補。彼不受也。不知虛不受補之症有三。一者濕熱盤踞中焦。二者肝木損穿土位。三者前醫誤用呆膩閉塞胃氣而然。濕熱者宜其濕而即受補。肝木横者。宣肝絡使不剋土即受補。誤傷胃氣者。先和胃氣。和胃有陰陽之別。寒熱之分。胃陽受傷。和以桂半之類。胃陰受傷。和以解菓諸汁甘涼之品也。

醫宜通變論

凡醫書中有正言反言常言變言者讀書者須從其正面悟出反面從反面悟出其正面也知其常當通其變知其變當通其常切不宜膠柱鼓瑟也審矣如脈訣云人迎緊甚傷於風氣口緊甚傷於食設人迎緊甚而其人並無發熱惡風表症當知其為血虛陰虛也設氣口緊甚而其人並無胸滿噫臭實症當知其為氣虛陽虛也丹溪云氣有餘便是火嘉言云氣不足便是寒兩言似屬相背要知氣有餘邪氣也邪氣有餘便生火氣不足正氣也正氣不足便生寒邪

一正面一反面也仲景治少陰症因胃實致心腎不交用大承氣湯下之嚴用和治脾虛心腎不交制歸脾湯主之即從仲景治少陰症因胃實致心腎不交用大承氣湯下之嚴用和治脾虛心腎不交制歸脾湯主之即從仲景反面悟出也男女不交用黃婆牽引之義所云肥人氣虛多痰瘦人血虛多火男人多氣少血女人多血少氣南方多柔弱北方多強壯此言其常也亦有反是者總當圓通不可執一故凡診病不必論其肥瘦男女南方北地只須問

其平素或是陽臟或係陰臟為準則如陽臟者平素必不喜熱物倘受寒邪熱藥不宜過劑養陰而宜或受熱邪則寒藥當重也陰臟者素常不卻冷物即受邪熱則寒藥不可過劑補氣為先或受寒邪則熱藥無輕也至于小兒純陽無陰老人多氣少血更當語晉蓋小兒為嫩陽老人為衰陽嫩陽衰陽非強壯比故小兒宜補陰不宜伐陽老人宜補陰兼宜補陽陽生陰長理所必然凡治小兒以六味治老人以八味往往見效職是故耳

治病以陰臟陽臟為準則，讀書以正面反面為變通，以得金鍼，多從正悟反，從反悟正，靈機滿紙，允為學醫指南。至於小兒宜補陰，不宜伐陽，乃千古卓見。

古今治法無異同論

余初習醫，所讀者惟宋元明諸家之書，其所論俱為今人體薄弱，謂仲景之方書，置之高閣久矣。其偏於溫補者，每遵陽能生陰之說，不獨芩連知柏畏其寒凝，即丹芍地冬，亦所忌用；其偏於滋補者，又守陰常不足之論不但桂附姜萸視若砒鴆即香砂丁叩亦不輕投至攻散之劑更無論矣以為實而誤補不過增病病增者可解虛而誤攻必先脫元元脫者無救讀之似屬近理故每以補字橫於胸中作枕中之秘不曰陰虛陽虛即曰先天後天然效者半不效者亦半又以為王道無近功回復一日聽之氣數束手待斃今之良醫大抵如斯也竊思仲景為醫中之聖其著書立説當為久遠計非為一時計也豈有宜古不宜今之理如三代之禮至今不易所損益百世可

知况藥以攻病有是病則病受之若是無病不獨峻
劑能傷正氣即和平之品亦堪殺人有是病而不用
是藥則姑息養奸輕症轉重重症轉危矣夫攻病如
攻敵用藥如用兵兵在精而不在多藥貴當即不忌
峻如仲景之方只用數味寒熱攻補各盡其妙且攻
賊即是安民驅邪即以養正六淫之邪猶賊亂也七
情之傷猶民變也賊亂可攻民變宜安固不可認賊
為民又不可將民作賊如大寇已去只須安民而餘
黨自散即養正可以逐邪之義若當衆來除賊遂復

聚。又當安內以攘外矣。能於此諸方細加揣摩，則臨症有握要之機。用藥無異俗立藥。古今豈有同異哉。倘認症不確，又不若以平和之劑為穩。所謂臨事而懼，好謀而成。治病者，亦作如是觀。

無偏無黨，道合時中。至於和攻補一段，有經有權。治國之道，治病之法，俱不外是。

攻劑[illegible]，[illegible]補。

仲景之方，攻補兼施。左右咸宜。今[illegible]古今無同論。茲又以攻劑宜先，補劑宜重之論，未免不自相矛盾。

有背聖法乎。蓋另有一說，姑申論之曰：邇來清與僞昂，攻藥價賤，凡物之珍貴者，必有碱砆亂玉，魚目混珠之弊。人心不古，詭張為幻，不獨人參鹿茸多假少真，即芪朮桂苓，亦難道地。至攻散之味，則有真無假矣。故用攻劑，每易奏功，一投補方，即難見效。况古方中溫涼攻補之劑，俱用人參駕馭其間，則溫不燥血，涼不敗胃，攻不傷氣，補則功捷。今既無參一味，用藥攻散，則人既困於病，復困於藥，邪雖倖去，而正氣不傷者寡矣。以循用藥合法，若孟浪後學者，害尤非淺。

今人病後往往難得復原職此之故譬之無氣之兵民鮮不受其害初累於賊繼累於兵民未有不憔悴者也所云攻劑宜輕補劑當重者此也其中權宜是當通變言雖無稽理或有合爰作是論請質高明

洞明世務練達人情酌古宜今利弊通徹因時制宜醫林妙手累賊累兵比喻確當可為資治要言不獨醫學宜堪法則

按張景岳所著理陰煎六味回陽飲胃關煎之類俱用熟地加人桂附姜萸即為扶陽之劑想亦因人參

醫言　卷十二

貫責難以合用不得不剏開一徑以為扶陽之助亦見其一片苦心後人屢闢之言陽已虛更用熟地滯膩之品豈能回陽等論未免太過不觀八味湯丸陽虛之之症古人習宗之太僕所云益火之原以消陰翳是也景岳未嘗不徹此意蓋熟地得桂附補命火以生脾土土旺自能生金是補氣之源也愚為陰盛陽衰之症以救陽為急如四逆姜附耆湯所宜如脾胃虛寒者則理中溫胃為宜若陰陽兩虛者景岳諸方。何妨選用竊重者桂附姜萸是宜重加往往得救擾云有雲騰致雨之妙。豈虛譽哉。

方不在多貴加減得法論。

近世醫家不推病由，務求目在一症數方，以多為貴久矣。竊謂治罪之方同制律，加減猶比例也。罪萎不等，總不外斬絞流徙杖責之律；病症無窮，亦不外清溫補瀉攻散之術。總覺從[illegible]比例擬之也，或輕或重加減權宜。蓋律是死法，而比例是活法也；方是從經而加減從權也。如仲景之方，猶之古律；諸家之方，皆比例而出也。藥方雖多，總不出古人之範圍。故方不在

醫論　七十三

多而貴加減之活法。即仲景立方精而不雜，次六方為主，諸方從而加減焉。凡汗劑皆本桂枝，吐劑皆本梔豉，攻劑皆本承氣，和劑皆本柴胡，寒劑皆本瀉心，溫劑皆本四逆，渾而數之，共成一百十三方，皆從加減而出也。推而廣之，補氣不外四君，補血不外四物，化痰不離二陳，解鬱不離越鞠，如薛氏醫案，方不滿百，其因病方左右咸宜，出神入化，何莫非加減之妙哉。苟得其理，一言而終，不悟其理，流散無窮，其斯之謂歟。

立方同制，律加減猶比例。死法活法。從徑從權，議論的確，堪稱老吏斷獄。

用古入化，貴在加減，寔不易之論。熟揣徑方，自左右逢源之妙。

陰陽不可偏補論

讀書所言補陽能生陰之説，余竊有疑焉。夫陽生陰長，蓋謂孤陽不生，孤陰不長，陰陽不可偏廢也。如人既陰虛火燥矣，再去補陽，則陽益旺而陰益竭，況陽附於陰，虛則陽無所附，又烏能生陰耶。譬之於苗，賴水以養若水已乾。再加烈日。則苗槁矣。必沛然下雨。始能勃然而興。此顯而易見也。惟補氣可以生血。即金能生水之義。非陽能生陰之謂也。夫補氣補陽原有分別。內經云勞者溫之。係溫存之溫。非溫熱之溫也。一字誤解。天懸地隔矣。余謂陰陽不可偏。補陰不離陽。陽不離陰。陰陽相配。天地以位。萬物以育。如古方中六味丸。復脈湯。補陰藥也。內配茱萸桂枝之陽味是矣。建中湯附子湯。補陽藥也。內皆佐与藥之陰品是矣。諸如此類。不可枚舉。至四逆吳茱萸等湯。乃治有陰無陽之症，係救陽非又補陽也。又如白虎黃連等湯，乃治陽盛陰消之病，係救陰非補陰也。所謂陽為陰逼，不走即飛；陰被陽銷，非枯即槁。專於補陰，固非盡美；專於補陽，亦非盡善也。

補陽生陰，以候苗槁一喻，較得痛快。宜陰陽並補之理，亦說得暢達。

陰陽不可偏補，自根據內经云，而非翻說。至引方指症，更有神悟，是非襲說者。

竊謂夏至一陰生，冬至一陽生，二語註解有言夏至陰長陽衰。宜扶陽抑陰。冬至陽生陰弱。當理陰平陽。有云一陰初生。正陽盛。陰衰之候。一陽初長。正陰旺陽衰之秋。一宜補陰。一宜補陽。兩相刺謬。二說俱非無理。然藥以治病。非以治時。有是病即用是藥。亦非可以時拘也。如冬天患熱。寒亦當施。夏日病寒。熱亦可用。陰陽兼病。又當兼補陽以引陰。陰以引陽。不可執一。貴在圓通。吾人讀書。不能細心體悟。另出手眼鮮不為偏見所悟者也。因並識之。

凡治病不外先天後天。固以脾腎為主。然後天脾胃一陰一陽宜分先天腎命一水一火宜别並腎水虧則生火而脾胃亦少枯槁腎火虧則生寒而脾胃亦必濕潤非謂補後天即宜温燥先天即宜滋潤也

論病須察陰臟陽臟平臟論

凡人陰臟陽臟平臟本性使然如素係陰臟者一切飲食必喜熱物偶食生冷腹中即覺凝滞不安尤使一日一度决不堅燥甚則稀溏食不消化若係陽臟者一切飲食必喜寒冷偶食辛熱之物口中便覺乾燥甚則口瘡咽痛大便數日一次必然堅硬甚則燥

结。臨症當先詢問，再辨其病之陰陽。陽臟所感之病，陽者居多。陰臟所感之病，陰者居多。不獨雜病，傷寒亦然。尤醫宗金鑑治傷寒法，以寒化熱化分理。以陽勝者多熱化，陰勝者多寒化也。故陽勝患傷寒，温表之劑，不可適用。消攻之劑，不妨重用也。陰勝患傷寒，温表之劑，不妨重投。消攻之方，不宜適劑也。難經曰：陽虛者汗之則愈，下之則死。陰虛者，下之則愈，汗之則死。蓋表不遠熱，下不遠寒。陽勝者陰必虛，陰虛者多火。陰勝者陽必虛，陽虛者多寒，故也。内経之陽虛者陰必湊之陰虛，者陽必湊之此之謂也。至於平職之人。或寒飲，或熱食。俱不妨事。即大便一日一度。不堅不溏。若患病。若是熱者。不宜過涼。係寒者不宜過熱。至用補劑亦當陰陽平補。若過熱則傷陰，過寒則傷陽。最宜細心斟酌。以前為用藥第一緊要關頭。臨症時能如此體會，雖不中不遠矣。

將陰臟陽臟平臟之體。用藥之法。曲折描寫。原原本本。俱從內經悟出。非同穿鑿杜撰者比。實為後學津梁。竹編識。

疫症關係全在虛實二字論

又可先師著温疫論一書，洵可謂獨闢鴻蒙，堪為之寶筏。第其書專於攻邪一邊，補正雖有四損不可正治之條。惜未將四損之症。逐細詳明。列於各條之下。似乎虛症原屬罕有。然今之虛損之人。十嘗八九。壯實之輩。十無二三。故凡病疫者。血氣多虛，經云，邪之所湊。其氣必虛。間有體實之人而感者，邪受不深。不藥亦可自愈，以其素實。邪毒易於傳化。精血素盛。津液不至燥乾。故不藥自可得汗而解。每遇症之

七十七

治。被庸醫悞投麻桂。亦不至於死者有之。若體虛者感之。邪乘必深。斷不可誤聽勿藥自愈之說。不過較之誤服溫散為緩耳。蓋疫毒伏於膜原。薰蒸腸腑。此微之氣血。逢蒸而敗。敗極則陰陽脫於外。邪毒伏於中。未有不終於內閉外脫者也。余見此等損症。有被俗醫悞服硝黃。其有不至於危者鮮矣。噫。實症悞服麻桂。得經然手。尚可挽回。損症悞服硝黃。雖有名醫。不可救藥。治虛損之症。可不慎歟。故孔以立云。人參雖能固邪。然氣虛不能傳化者。非人參何以砥柱中

醫方

七十八

液。地黄雖膩膈，然陰虛不能作汗者，非地黄何以澤枯潤燥。倘執祛邪存正說，擅用攻瀉，不知正氣衰微，必不能敷布津液，然今虛人多致暴脫，即不暴脫，亦必毒邪内陷，終至不救。余治實熱之症，議於逐邪存正之法；虛損之症，議用補正祛邪之治。其氣虛者，於祛邪解毒中，信加人參以補氣托邪，貧者以黨參沙參代之。其血虛者，於祛邪解毒中，信用地黄以養血作汗。但臨症之中，惟陰血虛者諸多，因疫症多屬熱病，熱邪最傷陰血，故余治陰虛熱甚者，惟玉女煎諸養營湯之類。陽盛而熱盛者，惟三黃解毒、犀角地黃之類。間有陽虛者，亦惟參、芪、四君類，桂、附究不輕投。即有過服寒涼者，皆與一劑，陰氣潛消，即止，後服仍以養陰為主。固不可以寔症而投益損之方，更不可以虛症而用寬松之法。虛寔一差，毫釐千里，未有不夭枉民命者也。故臨症時，務宜於虛寔上細心求之。說斯之不明，識之不廣，膠滞一說，因致一悞再悞，或始悞而終悞也。虛寔二字，可辨之不早乎。

腸胃主降之新理解論

腸胃皆主降、所謂降謂使食物下行也、自食物下喉。在食管中。即起降之作用。其方法、食管之堅包裹食物處、略形膨脹。食物所在之上部管腔、與下部管腔則較小。然食物上部之管腔收縮力甚大。下部之收縮力較小。如此食物下降則順。上行則逆。故下嚥不久。便達於胃部。至胃中。則略停頓、以營消化工作。消化既竟。胃之運食物下行。亦如食管腔。胃上口收縮。下口開放。食物仍是上行則逆。下行則順。繼此至十二指腸。再營消化之工作。是為第二次消化工作。二次工作既竟。然後入於小腸。此時則有吸收分泌之工作。小腸壁膜。吸收精華。使入血分。以成血液。與小腸相通之腎藏毛細管。及剩餘之液體以事排泄。继此食物入大腸。已成完全之糞塊。乃復迫之下行。至於直腸。以出肛門。故食物從入口起。至出肛止。一路下行。非由其重量及地心吸力而下行。乃生理作用迫之使下行也。從口至胃。其行速。在胃中因須第一次消化工作。則停頓入十二指腸。因須營第二次消化工作。則亦停頓入小腸。因須營吸收與排泄之工作。

則行緩入大腸。因既成糞塊。亦行緩。入直腸無復餘事。乃行速。胃下口曰幽門。有括約筋。司啟閉。凡食物之未消化完全者。不許通過。是幽門括約肌之設施。其目的在使食物得停頓胃中。而不致急遽下行。觀直腸之設施。可以悟大小腸之廻環曲折。因各種工作之未竟。有藉此廻環曲折。使其行迂緩。得各部分從容竟其工作之意味。又從咽至胃。運食物下行之方法。在上部收縮。下部弛緩。在胃與小腸則收縮方法之外。更加一蠕動。在大腸則蠕動方法之外更於腸壁放出液體濡潤。以為之助。故吸鶵化者。於患熱燥者。容易病便閉與積聚。即因大腸壁不但不放液汁濡潤。且吸收糞塊中黏液。致令非常燥結故也。又胃中之消化工作。乃磨礱消化兼化學消化者。十二指腸之消化。乃純粹化學之消化。胃中之胃酸。十二指腸之胆汁膵液。其重要成分也。然觀於糞便中有胆汁。尿液中亦有胆汁。則可知膽汁不但有消化作用。兼有迫令食物下行之作用。胆汁亦主降者也。因此可以悟得内经苦降之理。而川連所以能治嘔。正因胃氣上逆，得苦則降之故。患肝痛往往便閉甚者致作嘔吐，皆因肝鬱膽汁，不能循常軌輸送至十二指腸。第二次消化工作不健全，故胃逆膽汁入小腸者少，糞便不能下降，故便閉也。

營衛新釋論

吾人生理之周流活潑，機巧明神，五官供其用，百體效其靈者，是何物使之然也？曰：惟氣循環而已。氣之別有腎間動氣，有膻中宗氣，而衛居其一焉；血之別有動脈血，有靜脈血，而營居其一也。營衛者，有氣血之實。而不居氣血之名。換言之即氣血所呈之功用。經曰人受氣於穀。其清者為營濁者為衛此指營行生化之原。因吾人之食料。以五穀為要成分五穀之生長。實受風日雨露之精華加以人工之肥料耘植故養分極富。經消化系之分解。乃發生二項作用。其養氣之純全者。為營。養氣中雜有炭氣者。為衛。故飲食入胃奉心化赤。而為血得下焦元陽蒸發而化為氣即此是也。經曰營行脈中衛行脈外此指營衛循行之路。經脈者。何。即上下縱橫之血管也。在西人則曰動脈管，靜脈管，微絲血管。在我國則曰经脈絡脈孫脈。其名雖殊，其用實同。由此觀之，脈中惟有血液，固無所謂營也。而不知營也者，即血之精氣也。有此營氣，則血之運行中和條暢，莫或稍愆。血就體言，營就用言。故粹血獨立，不得謂之營矣。衛也者，即一種慓悍之氣，富有抵抗力，而衛外而為固者也。故行於脈外，温肌肉，肥腠理，薰膚澤毛，如雨露之灌溉，走達四末，以衛周身。經曰營衛周流五十度而復大會，陰陽相貫，如環無端。此指營衛循環之定律，可參西說

以明之按心臟為血液循環之原動機關其左右房
與心室具有收血發血之機能與諸自微血管供給
陽氣於組織中吸收炭酸氣於是動脈血變為靜脈
血靜脈血自右心室經肺動脈流至肺胞壁之微血
管時即將所含之炭酸氣放出同時將肺胞内空氣
中之養氣吸入於是靜脈血又一變而為動脈血經
肺靜脈而流至左心房由此種氣體交換而血液前
之由鮮红而殷紫者至此始由殷紫而復為鮮红均
以肺為中樞由是可知营衛交會於手太陰肺之義

燦然明矣。因得而斷之曰：營者血液中之精氣，殆即西人所稱之血球；衛者氣體中之輕氣，殆即西人所稱之之淋巴液。營病則病血鬱血血痺等症作矣，衛病則發熱惡寒、身疼等症作矣。營盡守護之責，衛具捍禦之功，營為後援，而衛為先導，營以滋養百骸，衛以撲滅微菌。營衛之有關係於人身也大矣。

體温之來源論

科學家曰：燃燒、運動、摩擦三者，皆生熱之要素也。于是可知人體温度，亦未嘗不由燃燒、運動、摩擦而來矣。欲知作溫何故由於燃燒、運動、摩擦而來，則當先明人身飲食之作用。其經過，吾人自有生以後，無日不以飲食養身。然所養者，皆是精氣血液淋巴以及肌肉脂肪經脈骨骸，及其他各部之組織；而所飲者是水油醬醋，所食者是蔬穀魚肉。欲變水油醬醋蔬穀魚肉為精氣血液，必賴人體各部之組織，必經齒牙之咀嚼，脾胃之摩擦，膵臟之推動，肝胆之疏利，經脈之輸送，以及腸液、膵液、胆汁之和潤，而所剩糟粕以及老廢成分，則由大小便及汗液中傳遞而出。

以成新陳代謝之作用。惟此皆為清化傳遞之副機能。其主要機能，當推命門真火。苟無命門真火之燃燒，則腸胃肝胆脾膵，又豈能盡其消化傳遞之責乎。是猶釜中之水，不得薪火之燃燒，又烏能化而為汽乎。于是可知人身溫度，必由燃燒運動摩擦而來，可無疑矣。此外如臟腑肌肉之運動，血液淋巴之流行，筋絡之伸縮，衛氣之循行，呼吸之出入，亦因運動摩擦而生熱，惟此為人身溫度之小來源。而吾人既日進飲食，則此項燃燒運動與摩擦，即無時或息，於是體温之來源亦永不告竭且將繼續增高而超過其攝氏表三十七度之常度矣幸而空氣能傳熱而空氣之温度常低于体温吾人皮膚日與較冷之空氣接觸則由傳熱而減少温度也如呼吸大小便發汗亦常帶少量之体温以去吾人既由飲食而得温度又賴空氣呼吸等之調節故體內温度常爲三十七度雖有上下不過半度而止若升降太過即為患病至于體温何故太高及太低則非本題範圍之內故不贅述

慎軒按此論体温從燃燒運動摩擦三者而來確有

見地但謂燃燒由於命門真火尚近玄虛夫所謂命門真火者實即交感神經之作用也蓋此神經能使臟腑血脈自起運動與摩擦以助循環消化等作用、即中醫所謂命火為生命之根及命火能生脾土之意也且此猶是運動摩擦之原動力未得遽謂燃燒其實人身之燃燒多由飲食消化之後吸入血管之中與養氣相遇因起炭養之化學作用而為燃燒也

體溫與汗之關係論

汗之作用。關係體温調節甚大。人體皮膚滿佈毛管。與汗腺相通。密如蛛網。若將其一一聯接。可達二十英里之長。汗腺作用。是將血中廢料水分輸導而排泄於外。是為汗。汗之排泄。必待蒸發。故當體温增高時。蒸發之力強。則汗之排泄愈多。吾人在夏日二十四點鐘內。皮膚排泄之汗量極多。汗之排泄既因蒸發而達於皮膚。一遇空氣。可化為氣質而飛散。物理學凡物質之變更狀態。如氣質變為流質。必藉熱力作用。故汗質化氣之時。必攝取體温以供其變化。汗

醫論

八十六

出既多体内温度被攝取亦多。体温因而低落汗出多寡在乎体温之高低蒸發之微甚而定吾人夏日汗流浹背。正自然之散熱作用也。冬寒氣冷人体須保持原有温度不得無所蒸發。自當增其抵抗力。以防体温之散失。由是汗出甚少。是以夏日人体調節機能。正從事疏散。冬日則從事收藏。故夏日之感覺迥然與冬日不同。此不同之處非僅病時為然。生理亦如是也

氣乃血帥之新解論

舊學古今學說融化一爐陡潭精華分別去取庶可吸納新理發揚固有國粹不僅為我國醫存亡計且我東亞民之衆賴以保生強種者亦獲資助多矣

論醫學與哲學

世界之上無論何國皆自蠻荒時代已有醫術西方之埃及希臘東方之印度中國日本其風土人情雖各不同要皆有其本來之醫術然而時代遞嬗彼此交通則又有共通之點蓋其醫術皆由哲學發達而來當希臘全盛之世曾有科學的醫術旋因亞歷山

大王之蹤躪至於衰歇迨十八世紀之初復伴自然科學之發達而成科學的醫術其在中古之世根據哲學思想時全無價值之可言反是中國哲學的醫術自太古開闢以來發明醫藥者藉以治國救民使應社會政策之威權加以歷代帝王賢聖博採精研積悠久正確之經驗遂成後世和漢醫學之正宗東京帝國大學生理學教授永井潛先生現代醫界中之先覺者也其言曰哲學者實自然科學及醫學之保姆也而尤以人類為研究直接對象之醫學其

發達之過程者有賴於哲學又謂自然科學與哲學下統一調和實為現今一大問題凡無哲學思想者欲行真正之[illegible][illegible]一界研究為決不能之事按哲學云者乃以人類智慧探求宇宙間一切根源之學問也永井氏又謂哲學必基於事實及經驗使其思想進於論理的批評的或謂以人類為研究對象之醫學既已得自然科學堅固不拔之基礎則何必定知哲學乎殊覺太誤矣較近醫學受自然科學偉大之賜吾人詎敢[illegible]揚棄落於人後但欲解釋非解剖生理之

醫世評論

生活現象所围须唯以是根此永井氏之超論也窃思古昔聖賢創造之和漢醫學蓋本事實而依據建基於純粹哲學上之醫術不可同日而語千載以後爲有不世出之大偉人出而根據此義發揮而光大之故東洋之醫術為純粹哲學的乃出於帝王濟世救世之要旨故孟子所謂仁術之根據也

氣化新論

吾國數千年來醫林所認為根本之研究者莫算什自西醫輸化學論求實驗謂氣化之說近於鑿空舉

世風靡於是中醫職業幾至落伍豈果氣化之說不能成立於科學昌明之時代耶抑吾人講求科學化對於氣化之為精神科學尚有待于闡明耶經云陽之氣以天地之疾風名之又云陽氣化陰成形可知萬物之形成無不藉天地之陰陽氣化以生夫氣有形乎無有也氣有質乎無有也星球之運行不息生物之浮沉動作誰實為之皆本之於氣化而已日朗風清太和之氣也迅雷疾雨乖戾之氣也人在氣交之中呼吸其間未有不隨之轉移者氣壯者其力足

以抵抗氣弱者其病因以發生是以氣化之中有六淫焉人感六淫之氣醫者斷其為風為寒為暑為濕為燥為火投之藥餌或汗或吐或下或清客氣既除元氣漸復西謂有微生物從呼吸而入蕃殖體內是為多數病菌施治者先以殺菌為先夫氣本無形質菌則有形有質二者相反如是吾人將何道之從要知人之患病者往往以無形之寒熱而有形之疾藉互相連接而成有形之疾滯因為疾菌無形之寒熱則為氣化試以盛壯之人於溽暑薰蒸之際御以

重裘嚴寒凜冽之時施以裸體其人未有不病者也
是由吸入微生物發生病菌之故文中子曰形者
生之舍也氣者生之元也刺志論曰氣實形實氣
虛形虛昧者不察妄謂氣化虛渺近於鑿空殊不知
形體由無數細胞組織而成非氣以鼓動其機能與
模型何異故營衛生會篇曰人焉受氣上古通天論
曰呼吸精氣若今日生理學者所謂呼炭吸養大旨
無殊若徒泥于病菌層陽氣化是知物質科學之
可貴而不知精神科學之尤可貴也烏足以言科

醫論

乙然

墨试　九十一

学化

中医主气化西医主形式之得失论

天之所覆地之所载其中万有曰物质曰气化中医以尝气通天为原则故其所主在气化西医以解剖实验为首务故其所主在形式盖气化者无形者也解剖不得物质有形者也解剖实是于是西议中为玄谈空理中讥西为呆滞竟至相争辩论如聚讼夫理愈辩愈明有理者胜二者孰得孰失大有审理以评判之处不然学者其如莫之所从其观剖之处而相争耶

敬仲嘗見以中土人之生理物質氣化捨一不可吸天之空氣食穀之精氣以維此生內之臟腑筋骨舉凡有形者謂之物質而運用此物質使致其能以其用者即中醫統稱謂之氣化也又謂人身似小天地實與近今哲學之理不相背謬西醫業尤嘗須知人在氣交之中時與天地之氣相接觸得其和則養感其偏則病中醫之以六淫為病理之原則所謂得其本也若夫西醫屍體之解剖顯微鏡之檢查不見氣化遂公然斥之殊不知屍體所驗者生理之形式也生理之精

神則已屬散亡無存何得以此為據于其病理一以微菌為本又不知微菌獨一不能致病必也感受六淫而後微菌始能張其威如在水則生失水則死則微菌與六淫亦然西醫既主張其本也中醫所謂之十二經乃各臟腑氣化之名詞也易言之即是臟腑所現作用之名詞也亦即各物質氣官之主宰也倘無此無形主宰之運用則其器官等乎傀儡死物必無官能妙用試問西醫解剖屍體死有形之物質俱在無失與常人同然不能起死者而甦其生者蓋以死體而與

常人之生理相比擬，是不啻視常人無病作為一類也，烏乎可！中醫以七情之鬱結、六淫之感受是病理之本；據西醫以神經之興衰、微菌之加臨為病理之準繩。微菌與六淫上既畧述矣，七情有偏主時，而覺實緣七情之鬱舒致神經之興衰，況既名曰神經，顧名思義，是神所經之路也，此其默，蓋偶虛之處，何不講究而忘毀耶？由是而論，中醫之主張根本之解決，西醫之主純由枝梢的考察，故中醫所以按住察色知耶之中而治本，于前西醫不能者，以其拘泥形跡則不免有膠柱鼓瑟之弊矣今試譬以膠皮帶帶之硬韌圓滿賴乎氣乏氣則帶縱緩而難行帶有小孔則氣外泄西醫僅知補帶之小孔不知衰氣之妙要其可得乎哉曰子之言是矣然不識純聚氣之遠孔亦甚乎子之上言矛盾矣不知靈素經曰然者生化之宇可知主氣化而未嘗不主物質也誠如西醫之純主形式者可比猶之樹木根本枝葉固樹雖繁苟施以灌溉吾知其不久即見蓬蓬勃勃之盛大焉根本壞而枝葉雖暫無知其不日則見枯槁

然有金鐵婦患瘰癧延業西醫曰非割不可因畏剌
綏鄙檢閱各書乃配藥而服一料盡核若失于此尤
足徵西醫術之板滯而中醫之神妙也雖然醫之天
職所以拯人之疾苦也無論中西天職皆同是有相
助之必要無反攻之可能氣化形質中醫雖能兼擅
而解剖終不若西醫之精西醫不信氣化請據理以
求之觀事以考之如中醫之方藥是可徵其實果能
共冶一爐取其精粹棄其糟粕以期達于至善至美
彼歐化忘本之徒亦精究以揚國粹反攻擊而施推

駁醫 論

問試

翻譯見編議何其陋也

論氣化為細胞之母

細胞之學創自德醫氣化之學始於灵素細胞者有形之實質也氣化者無形之元氣也歐美之醫注重实驗專究細胞恥談氣化殺蓋以氣化為無形非科學家所能察驗也不知太極未判以前無形生有形細胞实根於氣化太極既判以後無形統有形氣化實寓於細胞焉言乎先天之氣化細胞也昔巴拉氏謂人体為小宇宙研究大宇宙之現象而應用於小

九十六

宇宙試以大宇宙言之天地之生物也必先有一種陽和之氣蕴蓄於其間而後句者畢出萌者盡達發育而成萬物以小宇宙言之男女之媾精也必先有一種氤氲之氣交感於其內而後男子之精虫與女子之卵珠會合而成形体是知先天之構造必先有無形之氣化而後有有形之細胞所謂無形生有形者也易言乎後天之氣化與細胞也今之中央衛生部余岩極詆漢医之氣化為不足憑也然其論誘因曰火之燃也[illegible]生熱與力而後能走車行

吾人身亦有燃亦藉養氣以發生熱與力而後保持身体運動百骸余氏既謂百骸之運動必賴養氣則百骸之中有細胞獨無氣化以為運動者乎余氏又言飛機之上空氣薄則呼吸促大氣之中空氣濁則氣息窒小兒夜卧氣閉者死余氏既謂身体之生活必賴空氣則身体之中有細胞獨無氣化以為生活者乎喻嘉言曰天積氣耳地積形耳人氣以成形耳惟氣以成形故氣聚則形存氣散則形亡耳修養家謂為祖氣氣機一变則出入廢升降息而涕唾津精

汗血液七般灵物皆屬死質矣所謂無形統有形者也且病之起於細胞者必分布於局部病之起於炁化者必統轄於全身然局部之病實為全身有密切之關係焉日醫和田氏之言曰凡人作中一髮一爪非有局部獨立機能必神經與器質互相聯絡而始能為人作一小部份之機能然不顧局部之病之出於全体的關係則本末不明局部之病之解尚可問乎其繼起者奥田氏亦謂西醫之基礎醫學雖有堂々之作系而其所究起根本而走於枝葉惟誇局部小

工之精巧其組織作制雖足然成章其治績則亦無差殊者非無故也观西氏之言可知氣化其本也細胞其末也拘執局部之病形不顧全身之病变其結果必至殺人不止孫総理之肝癌梁任公之尿血據細胞之病理従以開刀為對症治療而不究其原因者則本末不明之故也然則氣化與細胞其互相維繫於吾身者實有息々相通之感應也故曰氣化為細胞之母也

五臟陰陽新學說論

試先就心臟之陰陽言之生理學家言心臟之機能能依一定之規則而為展縮輸送血液於動脈管而動脈管壁亦因之而起波動亦輸送血液於周身毛細管西人謂心為血液循環之主僅知血液循環由於心臟之展縮及脈管壁之波動但其展縮波動之原動力何在則無待而知之者是蓋西人之智識囿於目光之下其展縮也波動也則見之其所以縮波動之何由而起則不得見之以其不得見而必求其說勢必超於理想之途而為科學所不許故吾再

置諸不論之列也殊不知哲學家已有實驗之事實不妨比例以明之蓋人身血液之循環猶是蒸汽機關之運轉也機關之運轉由於蒸汽而蒸汽之原力者何火力也血液之循環由於展縮與波動而展縮波動之原力者何熱力也是故體內熱力衰者雖肥胖多血之人其心臟之展縮心緩脈搏之波動必弱若熱力旺盛者雖瘦無肌貧血其心臟之發縮必緊其脈搏之波動必數所以然者因熱以生氣因氣以生循環熱氣陽也血液陰也氣為血帥血隨氣行蓋陽

九十七

性走而陰性守故也此皆可由作溫以知之豈非盡屬理想之空談此心腦陰陽之說也鄙人更由袁復初君副腎皮質屬陰副腎髓質屬陽之說推之確知心房心室中所藏之血液為陰心腦之橫壁所以能依一定之規則而為開張收縮者必有一種陽居內以素存在其中以為之主宰惜西人至今尚未有發明之耳道家以離卦喻心大易離卦二陽居外一陰居內誠以心腦陰陽之成家歟

至於肺腦之陰陽則尤為顯然者西人以肺主空氣

送日人論

呼吸是氣系陽屬也又主血液循環是血系陰屬也呼吸者由肺橫膈膜及肋間肌之擴張與收縮而起倘無肺中元陽主宰其間并行吸入空氣中之養分入於血液中起酸化之作用以協助元陽雖肺臟血液充分無虧必不能循一定之規則而營擴張與收縮之機能試觀夏月空氣過熱之時及運動劇烈之後其肺中陽氣亢發則橫膈膜及外肋間肌之擴張收縮必頻趣而過速其呼吸必急促而短數若冬月大寒之時及靜坐鎮定之後其肺中陽氣潛伏則橫

膈膜及外肋間肌之擴大與收縮必須慢而安靜其呼吸必須徐徐而延長皆可由作驗而知之若如肺陽偏盛肺陰枯竭者發為肺痿乾咳喉乾音啞及內經所謂肺熱葉焦發為痿厥等症如肺陰偏盛肺陽不足者發為肺水腫肺慢性加答兒等症凡此其候以此肺臟陰陽之說也

發為肺痿乾咳喉乾音啞及内經所謂肺熱葉焦發為痿躄等
症如肺陰偏盛肺陽不足者發為肺水腫肺慢性加荅兒等症皆
其驗也此肺臟陰陽之說也

西人言口腔咽頭食道胃腸五部為消化器凡食物入口與唾液
混和化為糖類下咽頭過食道以入於胃胃壁肌肉層起蠕動使
胃液與食物相混變為粘稠有酸性之糜粥狀由幽門括約筋之
弛緩漸次送入小腸腸壁頻起蠕動使腸液與膵液胆汁相混和
同起消化之作用此西人生理學家之說也西人徒知消化由於
腺液而不知由於胃腸壁膜之蠕動胃腸壁膜之蠕動非無因而

自動實有陽属内泌素作用其中故也陰情之腺液雖不無與消化有關然陽性之機能所關尤為重要故凡胃腸蠕動亢進者其消化必加速胃腸蠕動緩慢者其消化必呆鈍斷可識矣且尤可徵信者如熱物入胃必能催促蠕動而消化更易若冷物入胃其人胃陽素虛者勢必蠕動停止食物留滯不化再者胃陽寒傷過甚遂使胃壁起痙攣而攣痛波及幽門括約筋有時亦起痙攣胃下口變狹不能送食物入小腸且因痙攣之作用壓迫食物遂使由胃上口吐出矣如腸壁受寒陽氣受傷亦起痙攣甚則攣痛壓迫液管使腸液分泌多量缺乏蠕動及吸收之能

力故食物和腸液從大腸瀉出當是時腸液胃液其分泌固無損也所變異者亦分泌而無吸收易蠕動而為痙攣耳可知胃腸腺液者陰屬也無顆粒質徑消化之能力必須得陽氣之協助始能營蠕動吸收之作用而後完成消化之功西人不知陰陽為何物故雖經解剖仍不能明瞭其原理此西醫之所以為淺而中醫之所以為高也更有胃腸壁膜蠕動及吸收亢進消化液分泌減少胃雖化食知飢而食慾不振腸液燒灼乾涸而難於排泄者此係陽亢陰虧之故可知臟腑陰陽必中和兩平而後生理進行無礙一有偏畸而疾患以起矣至於臟腑西

醫話 九十三

人謂為製造白血球之場所前世紀謂與消化無關今世紀始謂割去脾脏膵液即變其成分而失消化之作用然於脾脏究含之機能仍未能研究明瞭我今本西人固有之學說而發明之庶幾知我中華神聖之醫學為不可及矣蓋耳下腺舌下腺腭下腺胃液膵液腸液淋巴液皆白血球之一種同為陰屬之精華其白血球所以能分發於各部以盡消化之作用及由各部所以能吸收營養分於脾脏以為製造白血球之原料皆係此陽屬之物質作用於其間者也西人於顯微鏡下檢查陰屬之物質尚能知膵脏消化液由於脾脏所製造而獨於

脾臟中具有分發及吸收陽屬磁電性之機能西人雖製有千萬將之顯微鏡終無得窺察於目力之下遂謂陰陽之說為無憑之理想莫可信哉

西人言肝臟能分泌膽汁又能製造肝糖又能提淨血液中之毒質云云夫糖分係可燃性營養物中之一種能發血液中熱度蓋陽屬也膽汁西人言能促在腸中之食物不致有腐敗之事係制止糖分起發酵之物品蓋陰屬也肝糖非肝臟自己所製造係由脾臟所吸收於胃腸中糖類營養液而來原有與糖類反對之成分為製造膽汁之原料混和其間此即所謂毒質

也蓋血液中若混合膽汁必生種種疾病致患由腎臟濾出送歸膀囊然後輸送淨液於心房倘若肝臟失職缺乏提淨濾清之機能則陰陽疫亂寒熱混雜所生疾病種種與臟腑偏陰偏陽重寒重熱者特異如侵入循環系則為膽石黃疸之症侵入消化系則為消中吐蚘之症侵入排泄系則為下痢糖尿之症侵入神經系則為痙痛癲厥之症古人療肝病方劑多用陰陽兩治寒熱並進蓋已早得個中病理矣而不但此也如肝臟之血液固經脾膵兩臟吸收而來吸收糖分為助養肝陽之材料濾出毒質以為製造膽汁之原子而所以發揮吸收之作用者

陽氣為之化唯是提淨濾出後造成完全紅色血液者是為肝腑之陰液造成黃綠色苦味透明液者是為胆腑之陰液陰陽兩物絶不相蒙朗朗白白固不待化學而始知之是故肝腑膿瘍肝腑硬變等症由於肝陽鬱滯失條達之本性也肝腑貧血肝腑萎縮等症由于肝陰不足失藏血之職司也口苦蒸青等症由於胆陽亢進壓迫津妄行而然也腸炎中消等症由於胆陰缺亡肝陽無制以致胃失中和之氣腸無清肅之功而然也此肝腑胆腑之陰陽豈盡屬理想無憑之說乎

腎腑之陰陽前袁復初先生已發明之矣如所言副腎髓質之內

泌素有迫血上行之作用是即中醫所謂腎陽陽主升發之理也副腎皮質之內泌素有引血下行之作用是即中醫所腎陰陰主沉降之理也皮質屬陰而居外髓質屬陽而君內是即大易坎卦一陽君中二陰居外之旨道家以坎卦喻腎良有以也故腎陽足者則必精神煥發筋骨強健西人謂副腎髓能鼓勵心臟又能使血管末梢強度收縮與組織相觸能速起養化以生體溫如其不足則必精神怠倦筋骨痿弱西人謂副腎髓質之內分泌減少則起心臟衰弱血壓沉降等症是皆明明腎陽作用之實驗腎陰旺則必精神沉靜骨髓充足腎陰衰則必精枯神躁體瘦目盲西

人謂割出副腎皮質之內分泌，即發骨骼肌肉痿弱衰變及耳鳴眼花心悸記憶衰減少等症，是皆明明附腎經作用之左證。此皆賢晰陰陽之說。西人漸有發覺之兆矣。陰陽兩字按諸生理病理方面，確有物質性情機能變化之種種實據，可以徵信於醫學上，至關重要。彼詡曰西學者流，其智識淺薄，徒惑於科學表面上之所呈象，而不知澈底研究，終不能出中醫內難之範圍，僅以反對各詞詮解陰陽兩字，實未知陰陽之真理者歟。

夫白虎湯者為治陽明病熱煩渴之主劑，蓋傷寒病之陽明症為生理機能最興奮之時，亦是各種組織之能素正在分解之候，欲救此能素之分解消退，則制止其機能之興奮為必需之法也。蓋白虎湯為制止興奮作用之藥，涼涼解熱劑是也。機能既得制止亢極，則能素亦不消散矣。觀乎此，是轉病理之變態而為生理之常態矣。吾人雖有病菌侵入於身，若其生理健全，則白血球與抗毒素之殺菌能力得以全赴病所，而從容撲滅其病菌，何患病之不愈乎？苟能完及於此，則白虎湯可以愈有菌之熱病矣。

蓋西醫謂有是病而有是菌，豈虛言哉。

論中醫不殺菌而能治有菌之熱病

西醫賴科學爲能之輔助乃知熱病原於菌而熱病之治法必殺菌然中醫不能殺菌却能治愈有菌之熱病者何盖有至理在也兹舉一例以論之如患腸窒扶斯病至大熱大渴譫狂之時豈非病菌肆横之候乎以此病菌肆横之候而投以無殺菌作用之清藥如白虎湯等是其病而影響而退病退而驗之於血糞便等則菌已無發現此臨床之實驗非百喙所能諠之也欲知不殺菌

醫[illegible]討論　大[illegible]

而能滅菌可先研究病理夫病菌之作用不外乎使吾人於死地吾人何以能死不外乎生活機能失其作用病菌能致吾人健全之生活機能於死地者其初步必施破壞工作以誘發之如寒熱也頭痛也等等即可謂生理遇病菌之破壞而變常[illegible]何故必變常蓋保衛自己之反抗作用也詎意病菌反借反抗作用而益加肆猖致生理由興奮而衰疲由衰疲而死亡　表傷寒病之陽明症蓋即生理機能最奮興之時亦即各組織之體[illegible]在[illegible]分解之

俟欲救此體素之分解消亡則制止其機能之奮興自屬必需之法也所謂有制止奮興作用之藥物即白虎湯等之清涼解熱劑是也機能既得平復體素亦不消散是則轉病理變態而為生理常態矣人體雖有病菌若其生理健全則白血球與抗毒素之撲菌能力得以全赴之可以從容撲滅其病菌何患病之不愈乎吾人能究心於此則中醫不殺菌而能愈有菌之病可以迎刃而解也

論汗法是改變病理為生理的療法

甚麼叫做病態即是違反了生理的常態倘將這個變態使他變為常態就是由病理恢復而為生理了那麼我們做醫生的也可把這個道理去治病發汗的療法也就是這個道理如人們染了菌和受了冷毛空緊閉的時候體內炭酸等廢物停積過多病人的熱度就很高而為病了不妨吃點麻桂荊薄之類使他出汗將體內的垃圾都送到汗腺外面外面的毛空疏鬆身內的組織乾淨生理機能自然活潑爽快了受寒的病當即可以全愈而且身

內白血球和抗毒素的自然療能也得乘機而發使自然會來撲滅病菌了 但是汗的法子很多有涼解溫散種種的不同可向外感病書中去尋研究

研究脈象之基本觀念

研究脈象須先有幾種基本觀念脈何故動為血行也脈動所以使血行非因血行而脈動此其一何以能動心動也脈之原動力在心心房震動脈非能自動此其二脈管內壁有纖微神經此

神經能弛張弛張之原動力在腦腦為知識所從出脉與血皆與知識無干因脉管有微微神經然後遍身脉管中之血皆受腦之支配此其三脉管中之神經其重要職司在於調節血行而此神經却藉血為之養神經得血則緩軟失血則拘急此其四病若在神經則脉之搏動其地位恒近於皮膚病若在藏府則脉之搏動地位恒近乎附骨此其五脉管之壁膜有彈力血生脉管中分量上恒微溢於脉之所能容量必如此然後其勢力乃能直達於微絲

血管此其六明此六者合之病證以言脈象則胸中有物言下無疑指下不惑矣

論發汗藥之功用

發汗藥按其性能感動皮膚令其發汗較平時異多減身內之熱度過放出血內之炭氣輕氣養人當無病時亦有汗出惟汗少則不覺耳如飲酒或飲熱茶能令其體溫煖血液之循環加速而輒易發汗此易見者也夫人至有病而發熱時則皮乾汗少是非服發表劑不為功服發表劑即能令汗管發泄血行加速如在熱症初起時服之則能逐散其熱即在熱症將退服之尤能速徐其熱

惟當熱症盛發時不宜遽服須先服涼瀉等藥稍減其熱然後服發表劑服後則兼食解熱等藥物以佐其發汗如因外感而血積內臟服之則血散而行於表層如內臟生炎服之則引病外出有數種病以發汗為要事或病勢本輕發其汗其病則退有數種藥令皮而發鬆即能發汗又有數種藥先行氣而後發汗如肺癆或腸病或皮膚病或水臌病等俱可用放鬆發汗藥或用行氣發汗藥則信乎發汗藥固有愈疾之力也服發汗藥時必先臥床以衣衾擁身又或多飲熱湯或以熱水洗浴或以水汽圍身亦能動藥力令汗多出然以上各法亦不可妄用因汗若多出則能損精神也

苦味藥之研究

單體之藥物，有複味者，有單味者，如人參甘苦，元參鹹味，膝為苦酸，桔梗為苦辛，五味子之備五味，此藥之富於複味也。如甘草之甘，生姜之辛，黃連、龍膽之苦，此藥之處於單味也。夫黃連、龍膽，藥中之至苦也，中醫謂苦味藥能伐胃，西醫則謂苦味藥能健胃，何二者之相反，然皆不能盡非，而各有真理在也。凡藥物之入口也，無論何味，必先入胃，始徹輸血管，入混於血液，散走於臟腑，藥物中之成分，化合而起作用，藥之對病而用量適宜者，則能恢復其健康，而疾病自愈，若不對症者，必起反抗作用，則顯為藥誤之證。若藥對消而困於多服久服者，亦欲發揮積作用，而誘起他症也。豈黃連龍膽之代胃者，言苦味藥之過；健胃者，言苦味藥之功。多服則有過，適量則見功。凡藥皆然，非獨苦味藥也。故苦味之藥多服亦害胃者易傷也。少服健胃，多服害胃也。二說雖反，而理相同，不難知矣。夫胃痛嘔吐之關於肝火者，心下痞滿之屬于痰濕者，均為胃不消化之證。一則處以左金、建理等方，一則處以溫胆、瀉心等方。方中主要藥物，皆是黃連。從此可知苦味藥之能健胃也。健胃之功既明，則代胃之理當詳。夫諸藥之健胃，都是增進胃液之分泌，而獨苦味藥入於胃，反減少胃液之分泌，必除去胃中之苦味藥，則反射的刺戟。胃液由是漸增。故服苦味藥者。宜在食前。用之適且。能間接推進食慾。必須俟蛋質之消化。反此而服過量。則發蓄積作用。不惟減損食慾。妨害消化。而中陽日閉甚至嘔吐泄瀉此即伐胃之説也。

興奮作用與强壯作用之區別

醫者用藥往往誤認興奮作用即為强壯作用。以致妄投藥物。為害非淺。其實兩種作用完全不同。凡增進食慾。及消化。或增加血液之赤白血球。而亢進其運行等作用。統爲强壯作用。凡内服或外用藥物。亢進心臟或腦之功能。使精神活潑。呼吸旺盛。與瀉慾去睡眠等作用均謂興奮作用簡單言之凡致、良營養滋及、衰弱而為強壯、謂之強壯作用刺戟脊髓及末梢神經、而使盛其機能者謂之興奮作用 興奮為消極之作用只限於一時、興奮性經過後反覺困倦、強壯為積極作用、能持續前進有益身體例如吾人飲酒及咖啡茶等刺戟性藥物能精神舒快、呼吸增進、是謂興奮作用吾人之食滋養補品有健胃及補血之效是謂強壯作用服興奮其見效多速後必為患人多不覺服強壯見效頗緩人多異怨是以用藥之不可不慎也

論瀉藥

瀉藥之應例如左

（一）便秘　吾人有便秘，如數日或數週，而不覺有何困苦者，然亦有時誘發諸多之病狀，如眩暈、頭痛、胃中厭惡、其主要者也。又有因硬便之機械的刺激，往往發赤痢狀，亦需瀉藥矣。

（二）急性及慢性腸炎　腸炎之下痢，蓋為排泄腸中之有害物（不消化物、毒物、刺激性分泌產物），此際用止瀉藥於理相反，若用瀉藥以助其排泄，掃除其有害物，則下利亦同時自止，所以瀉藥有時見止瀉之效也。

（三）尿閉症　腎臟病及臟燥神經性病等、尿量減少或停閉時、體中之水分及固形分、不能排泄於外、而蓄積遂致發尿毒性、用瀉藥抑止腸之吸收、亦進其分泌、則可於一定之限度間防遏其發生。

（四）浮腫及蓄水　凡水分蓄積於組織及體腔中、不論其因何而起、若於此時減少水飲、兼用瀉劑防腸之吸收、以輔助皮膚肺而腎臟之排水、使血液濃厚、增加其滲透壓力、即可使吸收其蓄積之水分、如同時用發汗及利尿之法、其效當益顯、

（五）脂肪過多症　凡下利時、檢查糞便、其脂肪及養分之量皆

較諸常便為極多、是蓋腸胃內容之排泄迅速、無暇吸收之躍也、此即對於肥胖病瀉藥之極可珍貴、就中鎂鹽類瀉劑、能鹼化脂肪與所生之脂肪酸、成不溶解性之化學物、妨其吸收、故較他種瀉藥收效更大、

(六)遠隔部之炎症　瀉藥甚有利於腦肺虹彩(目之風輪)等之積血及炎症、是蓋因腸管之積血、及全身之水分消失也、就中刺激腸壁之瀉藥、亦如皮膚刺激藥、出同一之理由、能作用於遠隔臟器之炎症、更無論矣、瀉藥之種類大別為二、

(1)為妨礙全腸管之吸收、發下痢者、所謂鹽類瀉劑是也、此種之

瀉劑隨瀉液多少等、一點至二十時間而奏效、不發腹痛而下瀉也。

(四)為刺激腸管者 此種之瀉劑、須對於胃無刺激性、到於腸方生效力、且須其吸收緩慢、在消化管之上部、所不能盡吸收者、而藥物中在小腸為其鹼性、胆汁等液所分解而有效者、始徐徐見功。

論利尿藥之功用

利尿藥者、能增多尿之分泌之藥品也。凡水腫、或尿道炎及膀胱炎症、俱利用之。此類之藥性、能感動內腎、令生尿之量、較平時更多、夫放尿之功用、不惟能放出血中之水、並欲放出血中之質、尚能放數種鹽類與含淡氣之質、無論其由食物過多而成、與由身内之廢料而成，俱能在尿中放出，凡尿閉而令其通，或尿過少而欲增之，或因不時之尿因有病之故而應增加，則利尿藥爲最要也，特是尿少非一端，或則因膀胱無力，或則因輸尿管生瘤能阻尿使入膀胱，此則雖服利尿藥亦屬罔濟，抑或腑臟血積而不還動，或内腎有壞而血不流行，更或患各種熱症與瀉利及發汗過多，均能令尿稀少，當用别藥以療治其病原，不必服利水藥，以病愈則小便能自通利也，且汗溺二物，彼此能相代，如令彼增多則此必減少，所以夏日則汗多而溺少，冬日則溺多而汗少也，總之服利水藥，其益有五，小便少而能生多，一也，血有毒物能令

醫話　　一年學生

内腎提之而出、二也、能解熱症、三也、能治脚腫、或四肢腫、四也、能令化溺多、及令溺中之雜質隨行發出而免成淋症、五也、利尿藥之屬於植物者、能多放水液、而不能多放雜質、惟屬於鹽類及清水、方能令溺之雜質發出、故植物劑、凡患水臌症者宜服、鹽類劑、凡患熱症瘧疾及溺中含有雜質而未發出者宜服、此又利尿藥功用之各異也

黃癉論

要略治黄癉方徐靈胎以為用輒不效、章太炎謂余嘗患膽氣上逆病、引脇背強十年、吾素不禁酒、飲必酣醉、一日偶食橘肉、膽氣

上玫、第四日乃定右脅下扇動如旋風、須臾胸背引痛若攢針、狀詰旦、面目盡黄、小便亦赤、徧閲東西諸醫、皆云膽中凝汁為石、石碎咤裂去、入血管、以是作痛、膽汁色黄、自血中排泄而出、則徧體皆黄、而小便特甚也、以芒硝下之、當得燥糞大堅如礫者、余思要略本有大黄硝石湯、服芒硝不疑、二日果驗、因念千金所云、大醫杖尉史脱衆婢恚黄癉、服豬膏髮煎、下燥糞千餘枚者、即此是也、膽汁上滲之義、中土舊聞、未有其徵、獨喻嘉言論錢小魯嗜酒積熱證云、酒者清洌之物、惟善滲入、滲入必先及膽、化濁雖多、其烈雖膽獨當之、膽之熱汁、滿而溢出於外、以漸滲于經絡、則身目俱黄為酒癉之病，此乃正與新說相同，喻公精思冥悟，所得往往如此，然于醫門法律黃癉門中，文未舉是義何也，經言肝熱病者，小便先黃，又言溺黃赤安臥者，癉病，肝膽同處，膽熱則肝亦熱，此又其證也。余自服芒硝後，膽石雖下，黃猶未已，緜延至於浹月，因思血中黃汁，自小便泄出，則必以通利小便為主，茵陳蒿湯過峻，且以茵陳五苓散處之，喻氏亦云，因其勢而出也，可轉驅而納諸膀胱，從溺道而消也，於是朝下芒硝，夕下茵陳五苓散，二十日愈，由是言之，要略方非無效，然西人論黃癉，專以膽汁上逆為主，劇者因膽石，輕者因膽口夾腫，汁不下于小腸，此二者，惟論熱病之發黃，不論黄癉、其餘黄、還以黄癉目之、要略有桂枝黄耆湯小建中湯諸法、皆與膽汁上逆之證絕殊、不辨而用之、固宜其不效也、大抵膽石為病、胸脅無有不結痛者、當其吒裂、則大黄硝石湯、梔子大黄湯、茵陳蒿湯、擇而用之、未有不愈者也、其虛寒裏急者、腹亦切痛、而亦發黄、則為小建中之證、若見胸脅痛者、則以小建中湯與之、豈唯不效、且又增劇矣、欲辨此者、膽石吒裂、則脈如平人、虛寒裏急證、則陽脈濇陰脈弦、且胸脅痛與腹中痛、亦有辨也、

何廉臣按凡人消化不良、不論因酒因食、妨害膽汁之排泄者、輕則膽口炎腫、汁不下於小腸、因之而發黄癉者、吾國名曰膽

醫說

二[illegible]

黄病主症為全身倦怠，食慾減少，先發惡心或嘔吐，繼于眼膜皮膚等處，統現黄色，且皮膚時感搔癢，即尿與汗亦變黄色，劇則膽汁鬱滯，釀成結石，小如細砂，大如小石，因神經性之婦人，有因而全身起痙攣者，必結石下於腸中，則攣痛頓止，然因怒而續發者，往往有之，今讀章公黄疸論，輸入新進之病理，發明國醫之古學，已為難能可貴，且以親身實驗，發揮而光大之，不尤足珍重乎。

上腫宜發汗下腫宜利小便說

夫水腫之為病，其源因有三：(一)心臟性水腫，(二)肝臟性水腫，(三)腎

臟性水腫　心臟性水腫者心房心室間之活門（如左房室口之二尖瓣右房室口之三尖瓣）因各種障礙閉鎖不全致心房漏入心室之血液為活門閉鎖不全反衝於心房內部但心房內有一定之血液量再加此衝回之血液則必停留心內房甚至停留於血管內愈停愈多漸至周身大小血管中皆有停蓄滯溜不返而血中之水分排泄於肌肉皮膚間即水腫成矣肝臟性水腫者即肝臟變硬之症也何以言之肝臟本為血液流通之要關患此病者往往因飲酒過多或他種障礙致血液凝留於肝臟繼而本張之海棉體而成為硬固之質然酒何以有此能力則因酒中皆含有

火酒之成分故也試以任何種之軟體物質浸于火酒瓶中過數小時取出視之必變而堅硬即可以証明故多飲酒能使肝臟變硬經過肝臟之血液因受阻塞不得流通停于血管內將水分排泄於肌肉皮膚之間而成水腫由此觀之此心臟性水腫與肝臟性水腫皆為人體上部之病故宜因勢利導以治以發汗使皮膚之毛孔開放即肌肉皮膚間之水分皆排泄於體外腫即能愈腎臟性水腫者因輸尿管之排尿障礙而起焉從其障礙之部分而言有生於一側者有生於二側者其原因乃為輸尿管之閉鎖狹窄或生皺襞或生瓣膜或屈折或捻轉或為輸尿管與腎盂成銳角

形時其尿不能充分流出而腎盂亦起鬱積或二腎盂及二輸尿管畸形故亦起水腫然此腎臟性之水腫為人體下部之病其原因總由尿管及輸尿管閉塞致尿無路可出積于腎臟而為腫故治宜通其小便使尿能有出路排泄於體外其水腫則自可愈矣由是觀之仲景上腫宜發汗下腫宜利小便之說誠為至當不易之論也

此編以最新之學理解釋治腫之方法精切適恆洵非凡品誠以水腫原因皆由汗腺及尿道之排泄失常用發汗利小便之法即所以助排泄之機能使其恢復生理之常態也但其汗腺

尿道阻塞之原因多因腎臟之濾尿失職而輸鹽類之濾積太多故患者切宜忌鹽且大熱稍退之後即宜用腎氣丸調補其腎使其腎臟濾尿如常鹽類不有淤積則腫痛自易全愈而不致復發矣

邪正攻補之研究

西醫病菌之說千態萬狀中醫以一言以蔽之曰邪氣而已西醫所謂人有抵抗病菌之自然能力即中醫所言之正氣觀仲景傷寒三百九十七法汗吐下溫清無奇不有而大要不出乎邪正虛實相爲勝負蓋正勝則愈邪勝則死正氣實者雖感大邪其病亦

輕是即抵抗病菌之能力有以勝之也正氣虛者雖感微邪其病亦重此補法所以不能不用而治病者尤要注意虛實之分焉大凡正氣實而病者但攻其邪則病自退若病屬挾虛之人但攻其邪則邪氣去而正氣亦脫未去其邪先補其正待正氣充然後攻邪此一法也一面攻邪一面補正攻補兼施此一法也乃自近來毒藥攻邪之說盛行而世之操醫術者不敢攻補兼施謂補適助邪相引為戒豈知仲景傷寒論三百九十七法脈證虛寒者一百有餘所定一百一十三方用參者三十用桂附者五十餘孰謂補正不能去邪耶即如表邪未解發散之而汗不出者中虛無力

陰津不能達于外也汗生于陰補陰最能發汗又如身熱不退屢清之而熱猶熾者真陰不足無以清其源也滋陰即能退火又如正氣虛而邪氣有餘正不勝邪病必不解此時但助正氣使正氣內强逼邪外出則營衛漸和不散表而表自解不攻邪而邪自退矣此中醫治療上之心法行之數千年歷歷不爽者也

鼠疫之研究

(一)略史

鼠疫西人名為黑死病日本譯其名為百斯篤其疫之發源地為印度及熱帶地方繼傳及歐州至前清乾隆間傳至中國因此疫

以鼠為媒介故名鼠疫同光之交雲南鼠疫大作斯人西人始知此疫即百斯篤回匪亂時流行尤盛漸延至東京灣北海各地光緒九年愈傳愈廣各處咸遭波及光緒二十年廣東省垣鼠疫發生頗為猛烈其死亡達至六萬之譜由香港而汕頭而厦門即福州勢若燎原嗣後香港無歲不有旋復延及台灣然此僅及熱帶地方耳至光緒二十五年牛莊曾有鼠疫發生宣統季世滿州暨東三省寒帶之區亦有是疫民國紀元上海城廂內外亦鼠疫流行民國七年山西發生此疫甚為猛烈幸防禦有方未致蔓延現在寒帶各地雖減稀減而熱帶仍繼續蔓延民國十年春黑龍

江哈爾濱防疫醫官趙含章君報告原文斯年鼠疫之病狀染後三日至七日為潛伏期先有頭痛眩暈食慾不振倦怠嘔吐等前驅症或有不發前驅症者繼則惡寒戰慄忽發大熱達三十九至四十度以上或稽留熱或漸次降下淋巴管發生腫脹在發熱前或發熱之一二日內概發腫塊一個有時一側同發兩個如左股腺與左腋窩腺而並發是也該腫塊或化膿或消散殊不一定大部分沉困嗜眠睡夜間每發譫語初期多泄瀉二三次承含蛋白病後一二日肝脾常見肥大輕證三四日體温下降可愈重證二日至七日多心臟麻痺查症可分腺腫性敗血性肺百斯篤

三種腺腫百斯篤最占多數一處或各處之淋巴管並其周圍組織俱發炎證其大腿上三角部之淋巴腺尤易罹之腋窩腺及頭部腺次之又間侵後頭腺肘前後腺耳前後腺膝膕腺等其敗血性百斯篤發疹如小豆之斑疹痛頗甚且即變為膿瘍或更進而變為壞疽腐潰瘍又有誘起淋巴腺炎者肺百斯篤之證劇烈殊甚一如加答兒性肺炎或格魯布性炎咯出之痰中含有百斯篤菌乃最猛惡者

（三）診斷

一曰當審其脈象也凡初起發熱病在太陽則有太陽之脈

臨證講　七十

病在少陽則有少陽之脈，病在陽明則有陽明之脈。惟鼠疫身雖發熱，而脈則或沉或伏，或微細，或代止，或模糊不清，或緊急而亂，似陰非陰，似陽非陽，此為脈不對症。遇此脈象，可用菩豆或黑豆，令生嚼之，外感證則腥，疫則甜。且脈象之大可異者，一日之間，有時沉重，有時清爽，診脈於沉重時期，則脈象畢現；診脈於清爽時期，則脈象又順，如出兩人，頗難下斷語也。

二日初病即昏迷也。傷寒傳經，必二三日至陽明方有譫語，方有驚搐，及熱深厥亦深，方有昏厥症候。惟鼠疫一得病，即人事昏迷，或多沉睡，或瘛痙發驚，或譫語如狂，或心煩如有痰迷，或目珠忽然不順或面白如紙或面黑如灰一言而決之曰總有昏昏沉沉氣象且雜症發熱輕而緩鼠疫發熱重而急此可以意會而得者尤可異者人雖昏迷遇清醒時又極清爽令人難摸捉與他種發熱漸漸而來實有分別

三曰當察看身體也凡鼠疫朝病而暮死急迫不及延醫尚可委之天命至於三日五日方死者於核未發時不誤作他病未嘗無法調治也今醫治病半憑診脈半憑問證而手足胸腹未有驗看不免簡略凡鼠疫症核雖未起亦藏在皮肉之內非經按深何從知之故察看發熱症候必有疑難者必將其兩膀胸腹細

足用力按之間有生在頸上者不按不知若有長扁形或隱在皮肉內者約一二日即行將核發出覺試不爽至其辨別之法核之發現處在頸部腋部胯部大腿處未發見核之前鼠疫溫熱由裏達表則其發熱必熱退身上之熱更甚此之謂局所更熱也傷寒表熱甚身裏陰面不甚熱且無胸悶欲嘔之症見於未發寒熱之前雖溫熱由裏達表無局所更熱之別似宜以胸悶頭暈嘈阻為報信之使惡寒內熱夜熱氣阻為第二之報使局所之特別熱為第三之鐵證也

（三）病理

鼠疫之種類爲肺炎性腺腫性敗血性之三種其肺炎性以咳嗽吐痰痰中帶血呼吸困難爲主腺腫性以全身之淋巴腺如頸腺腋腺股腺窩腺等之紅赤腫痛爲主敗血性（又名鼠疫敗血）以皮膚及黏膜常常出血爲主若夫惡寒戰慄體溫上升頭痛如劈心煩口渴脈搏弦數或作嘔吐意識蒙朧昏睡譫語脾臟腫大頸項腋下胯骨間之腺體起劇烈之腫脹灼熱疼痛皆爲必有之現狀惟其病邪先犯心臟使心力衰弱與傷寒溫疫之脈證必須其意相同故脈搏沉細如絲即爲疫毒犯心臟唯一之確據間有初得脈洪數者乃其最輕之症疫邪尚僅侵襲必以口鼻爲道路肺熱重者肺

臟先病血熱重者凝結於內為腺腫血管破則出血因疫毒之氣具毒菌之性能使心臟麻痺肺臟發爛脾胃腫瘍嘔吐血水或咳吐膿血侵入神經系故意識昏蒙侵入淋巴液故腺體腫脹此鼠疫病理之大概在醫學古書中亦有與此相類者如千金方曰惡核病者肉中忽有核粒大如梅李核皮肉慘痛壯熱惡寒與諸瘡瘰癧結筋相似其諸瘡瘰癧因瘡而生故緩緩而無毒惡核病猝然而起有毒若不治入腹煩悶殺人皆由冬受溫風至春夏有暴寒相搏氣結而成此毒也觀此論所謂惡核症狀實即鼠疫之病症其所謂冬受溫風至春夏有暴寒相搏實即指非時之氣而為

疫病之原因於此可知鼠疫之病唐時已有將名稱之不同耳

（四）治法　治鼠疫之法分下列三項

（核子瘟）頸痛臂脇腿胯腫大痛佈紅腫壯熱口渴肢重痹痛人事不清妄言煩懊兼發痙癇胃則嘔吐痰涎熱渴結核在胯下腋下不定而以頸間為重宜用藏紅花一錢川芎一錢天仙藤五分先煎服後服下方犀角五分紫草五分丹皮一錢鮮生地五錢絲瓜絡一兩水煎服連服三劑「通絡活血湯」

（敗血瘟）驟然而發熱度非常之高神迷譫語身強動直不知疼痛並無結核面青肢厥倉猝而斃宜用西牛黄八分野玉金一錢半

人中黄四錢　銀花露一兩　大青葉錢半　藏紅花八分　菖蒲[illegible]

桃仁泥二錢　直熊四分

（肺炎疫）戰慄高熱　面青言謇　咳帶咿唔聲　氣促脇痛　三四日毒入心藏　昏糊而死　宜用鮮菖蒲三錢　苦碏五錢　山慈姑一錢　人中黄三錢　生大黄五錢　續隨子一錢　生石羔五錢　車前子二錢　己木通二錢　萊菔汁八兩沖　另加西牛黄五分　麝香二厘　犀角五分沖服

慎軒按　此病名爲鼠疫者　以鼠先瘟斃而後傳染于人也　又名惡核病者　言腋下　股下　頸下　常現腫核　其病勢非常凶惡也　或

譯為百斯篤者，此以音譯取其音相近也，或譯為黑死病者，此以意譯言其死後身黑也者。廣東有慈核良方一書，書內祇有一方為治鼠疫良法，已愈千萬人，曾經慈善家屢為印送，再版五次，似尚可信。其方係取王清任解毒活血湯加減，即蘇木、連翹、柴胡、葛根、甘草、歸尾、赤芍、生地、厚朴、桃仁、紅花，再加生石羔、大黄、犀角、羚羊角是也。

鼠疫之為病，最易傳染，其症甚為險惡可怕。蘇參贊德滋君所講之鼠疫來源及其治法、防法，頗見詳盡，欲研究鼠疫之原理，不可不加以注意。

[illegible]話

[illegible]

自民國六年十二月二十二日報紙上登載綏遠山西交界的地方發生了一種傳染病説是鼠疫這個消息一來立時把北京的人嚇了一跳内務部急忙發電報問綏遠山西查訊詳情以後越説越真今天説到了豐鎮明天説到了大同半月以來如臨大敵一班趕緊派出檢疫委員趕緊組織防疫委員會趕緊停止京綏鐵路的交通趕緊籌辦防疫借款一百萬元趕緊在歸綏豐鎮張家口殺虎口雁門關大同縣等處設立隔離所消毒所檢驗所恐怕一時防備不到讓那鼠疫竄出來蔓延到直隸來不但我們中國人害怕外國人比我們怕的更厲害所以自這回鼠疫的

信兒到了北京英美俄法意日六國駐京的外交團在英國公使館開會商議預防的事情也組織防疫委員會幫着我們防這惡疫並有派醫生前往豐鎮檢驗的並非是他們這樣急公好義關心中國的災難是怕鼠疫傳到北京連累他們的生命諸位試想一想外國人現在的勢力在我國裏是什麼都不怕的如今一聽說鼠疫發生立時嚇得不得了也趕緊擬辦防備法子可見這種災病是極可怕的了　原來人類對於災害的事情知道的越真切畏懼的越厲害考查的越詳細防備的越周到他們知識既高見聞又廣確信鼠疫是一種極易傳染極難醫治的病除了預防

別無策所以平日講求衛生處處加意一旦遇有惡疫發生人人畏避之心非語言所能勸解我們中國一般的人知識短淺既不明這病的來源又不信預防的好處並且有一番迷信的心理說是天災流行在數的難逃死生有命躲避不得更有見病勢日盛一家人有朝不謀夕的樣子遂生懼心不在這廟裏燒香就在那寺裏許願贊神保佑死而無悔這樣愚昧你說可憐不可憐所以向來一有流行病發生蔓延不知多遠死亡不計其數鄉間常有醫生出診死在病人家裏的也有親朋弔唁死在喪者家裏的然而大家都莫明其妙一味的聽天由命等着自然消災如今文明

的方法去隔離他要靠警衛加以嚴厲的干涉他一定大不以為然或者說我家人生病我家人自己死於外人何干何用你們來驗但用你們來防疫天天看着死在目前他還不知防備的利益若是相隔着幾百里路他只聽人說未曾親見竟教他預先嚴防是更不信的了這些毛病總而言之都是因為不明白防疫的所以然我們醫界的要知道治疫難防疫更難今把這鼠疫如何應當預防如何可以防的道理仔細說明如下

(二)鼠疫的病狀　欲防鼠疫當先明白鼠疫的病狀據世界醫生考查着鼠疫有三種一是淋巴核腫脹類一是血毒類一是肺炎

類試把這三種的病狀分條說一說罷

（甲）淋巴核腫脹類　諸位知道淋巴核是人身體裏造血流流通在微血管的時候血漿的一部分從管壁滲出來入到周圍的組織裏行營養作用這液叫作淋巴液用完之後又吸收組織裏無用的東西通過許多淋巴管入到靜脈管與血液混合淋巴管的中途隱處有些小核叫做淋巴核為濾過淋巴液之用在脖子下邊的淋巴核離皮膚最近用手指頭可以摩得著若是人一經染上這種疫身上淋巴核必腫脹在右膀裏面發現最普通也有在兩腋下發現的其時期大約在二十四小

時以內也有遲到第五日的因為這個原故所以歸為淋巴核腫脹類瘟染這疫的人兩日至八日發覺着最多病初起的時候心神煩主飲食不思手足酸痛體發寒熱頭暈心跳這是病起的狀況以後體中熱度往往忽然而高四肢酸痛胃惡作嘔大小便秘也有瀉的頭痛眼睛紅腫瞳人放大神光散亂彷彿驚慌的樣子舌腫苔白舌尖發紅漸漸的變乾燥口唇焦裂聲嘶顫人事不省這是病中的狀況再後體溫上昇皮膚乾燥烘熱如火面腫眼眶低陷神昏直視耳聾口唇鼻孔都焦裂口渴嘔吐小便不適神情昏亂這是病甚的狀況得病後四五日就死也有數小時內就死

的

（乙）血毒類　這種病一起病人即覺身體困倦心緒不安體溫昇高身上淋巴核並不腫脹但人事不省兩手伸出來常像要摑東西的樣子甚至九竅流血一天至三天就死因為係血中受了病所以歸為血毒類

（丙）肺炎類　這種疫初起的時候病人但覺着乍寒乍冷頭痛遍身酸痛發熱嘔吐咳嗽呼吸不順痰中帶血不久就人事不省淋巴核也不腫脹四五日即死因為這病在肺裏發作所以歸為肺炎類

患疫死屍的形狀　也是這病的一件證據大概凡人患疫死後屍身的臉面多現青黑點多久不定所以這疫也叫作黑死病

(二)鼠疫的來歷　欲防鼠疫又當明白鼠疫的來歷我們中國從前並沒聽說過這種瘟疫醫書上也沒見過這種病名兒所以古來有這樣病證有也不得而知據外國的書上說西曆一千二百年以前有一人名海司洛他首先在埃及考查出這個疫症名叫佩斯特（這是翻譯外國的字音也有寫作百斯毒的都是一樣就是疫的意思）到了一千三百六十七年這疫從埃及傳到歐洲羅馬國的屬地蔓延幾遍直鬧了五六十年歐洲的人差不多害

醫說

了一半以後特起特滅病根始終未除到了一千六百六十四年五月間英國大疫倫墩的人數當時約為四十六萬死的竟到七萬之多真是慘極了自此以後人知衛生加意防範歐洲大陸遂不見這疫的影了誰說防範無效驗呢若疫症的起源雖先自埃及可是傳染最厲害的莫過於印度因為印度人不講衛生地方又很污穢所以特常闖這惡疫從一千八百一十五年就是我國嘉慶十九年吉治地方首先發現以後連年不斷不是這一方就是那一方從一千八百九十六年九月起到一千九百零七年四月底止這十一年裏頭遭死於惡疫的人數竟到了一百五十萬從

此蔓延起來到了這一年五月三十一號死的人數已經到五百四十萬二千二百四十六人全印度的人數不過是三萬萬照這樣算起來每六十人中就合著死一個死的這幾百萬人裏邊濱閘一省竟佔了一百七十萬那一省的地方不過佔全印度的十二分之一患疫死的竟到這些據一千九百零七年六月一號的印度報上說濱閘省每星期患疫死的人數約為五萬因禾成熟都無人收割了你說可怕不可怕呢我們中國與印度是緊鄰戶口又稠密衛生又不講究地面的污穢論起來在世界上總算是數一數二的頭等國那樣最喜污穢的病症日子久了還有個傳

不到嗎同治九年雲南鬧田雁的時候竟發現這種惡疫以後順著貿易路傳到北海的東京灣光緒八年那地方惡疫鬧起來蔓延到鄰近的各地傳染的人不可勝數光緒十九年傳到廣州一百五十萬居民其可查而知的已死到六萬人從此到香港到澳門到汕頭到厦門到福州一熱鬧[illegible]死人無數前清宣統三年春末哈爾濱一帶發現鼠疫漸次向東南蔓延向東三省直到直隸北境傷了幾十萬生命費了幾百萬錢財聚十一國的名醫共同討論實行防護好容易纔能消滅了如今又發現於綏遠等處若不趕緊防備倘然再蔓延起來我們這性命都有點難保

(三)鼠疫的病源　據以前所說的鼠疫的蔓延竟這等迅速鼠疫的危險竟這等厲害所以各國對於這病無不極力的防備但是防賊要知賊的底細防水患要知水的來源防鼠疫的禍患若是不明白他的原因也是不容易著手這病的來歷考查起來雖然很古了可是病源從前都不知道到了一千八百九十四年就是前清光緒十九年香港鬧鼠疫的時候日本國有一位北里醫學博士親身到香港研究這病的原因指明像一種微生物為患同時還有一位法國的醫學家亞仙氏他也自己考究出來說是確乎是一種微生物的病這種微生物就是普通所謂毒菌的

醫談

[illegible]

一種體極微小非用顯微鏡看不見（顯微鏡的功德於人類真不少）凡染鼠疫的人身上腫脹的淋巴核裏邊都有這種毒菌連肺肝脾腎大小腸裏也都有肺炎類與毒血類那兩種疫毒菌更多把病人的痰及血用顯微鏡一看就看出來很小的一滴痰裏邊全都是些個毒菌那些為害的毒菌們樣式兒都差不多大概像桿狀兩頭粗腰間細好與雙仁的花生果外邊罩著一層膜這等乎常人人瞧不著的小東西竟為世界人類的大患若是單據著一個一個論他們縱然有點毒不能得多少所以能殘殺生靈擾亂世界全仗著多數這毒菌滋生的極快係由原體分裂一成二二成四

莆田国医专科学校讲義

醫論

（二册）

1945

民国三十四年五月重訂

脈有可憑不可憑論

四診之法。惟脈最難。亦惟脈為最可憑也。務必曉明於人迎氣口。而求四經十二縱。以通貫乎十二源。以達夫三百六十五氣穴。三百六十五孫絡。則凡經所謂肝脈弦。心脈鈎。脾脈代。肺脈毛。腎脈石。與夫四時之春弦夏洪。秋毛冬石者。庶乎其得之矣。或曰。如君言。若空若無。指下可立決也。余曰。是何難歟。況微為裡寒。浮數為表熱。亂脈為失血。真臟為不治。皆確可為憑信者也。客又曰。庸手俗術。固無論矣。且有當代稱為名宿。而延求者屨滿戶外。往往不能生死於數日之間。脈豈有時不足憑耶。余曰。此又不然。譬如虛勞久病。脉本弦數。無神。乃一旦迴光返照。俗為遠陽。脉象反有起色。其實乃燈盡復明之徵。倘前此一手診治。豈有不知之理。此古人所以必再參望聞問也。至於痛極而厥。脉細且沉。傷寒戰汗。肢冷。脉伏。室女經閉。或乾血勞。類孕胎脉。怪憑邪祟。脉必屢更。又有素常之脉。別有一體。陰脉反陽。陽脉反及陰。苟非悉其素體。雖十全上工。亦不得初診而即知也。大抵應病之脉。按之即知。不應病之脉。又必詳晰體認。不可失之毫釐也。

名醫方論全篇

獨參湯　治元氣大虛昏厥脉微欲絕及婦人崩產脫血血暈

人参　須上撰者濃煎頓服待元氣漸回隨證加減

集註　柯琴曰一人而係一世之安危者必重其權而專任之一物而係一人之死生者當大其服而獨用之故先哲於氣幾息血將脫之證獨用人參二兩濃煎頓服能挽回性命於瞬息之間非他物所可代也世之用者恐或補住邪氣姑少少以試之或加消耗之味以監制之其權不重力不專人何賴以得生乎如古方霹靂散大補丸皆用一物之長而取效最捷於獨參湯何疑耶　按若病兼別因則又當隨機應變於獨參湯中或加熱附補陽而回厥逆或加生地涼陰而止吐衄或加黃耆固表之汗或加當歸救血之脫

或加薑汁以除嘔吐，或加童便以止陰煩，或加茯苓令水化津生，治消渴泄瀉，或加黃連折火逆衝上，治噤口毒痢，是乃相得相須以有成，亦何害其為獨哉！如薛己治中風，加人參兩許於三生飲中，以駕馭其邪，此真善用獨參者矣。

參附湯　治陰陽氣血暴脫等證

人參　附子製　水煎服

註　先身而生，謂之先天；後身而生，謂後天。先天之氣在腎，是父母之所賦；後天之氣在脾，是水穀之所化。先天之氣為氣之體，體主靜，故子在胞中，賴母息以養生氣，則神藏而機靜。後天之氣為氣

閱書殺治噤口痢
以連參石蓮肉

之用。用主動，故育形之後，資水穀以奉生身，則神發而運動，天人合德。二氣互用，故後天之氣得先天之氣，則生生而不息；先天之氣得後天之氣，始化化而不窮也。若夫起居不慎則傷腎，腎傷則先天氣虛矣；飲食不節則傷脾，脾傷則後天氣虛矣。補後天之氣，無如人參；補先天之氣，無如附子。此參附湯之所由立也。二藏虛之微甚，參附量爲君主。二藥相須，用之得當，則能瞬息化氣於烏有之鄉，頃刻生陽於命門之內，方之最神捷者也。若表虛自汗，以附子易黃耆，名人參黃耆湯，補氣兼止汗；失血陰亡，以附子易生地，名人參生地黃湯，固氣兼救陰；寒濕厥汗，以人參易白朮，名朮

附湯除濕兼温裏陽虚厥汗以人參易黄耆名耆附湯補陽兼固表此皆參附湯之轉换變化法也醫者擴而充之不能盡述其妙

生脉飲　治熱傷元氣氣短倦怠口渴出汗

人參　麥門冬　五味子　水煎服

註經云大氣積於胸中則肺主之夫暑熱傷肺肺傷則氣亦傷矣故氣短倦怠而喘欬也肺主皮毛肺傷則失其衛護故汗出也熱傷元氣氣傷則不能生津故口渴也是方君人參以補氣即所以補肺臣麥冬以清氣即所以清肺佐五味以斂氣即所以斂肺吴琨云一補一清一斂養氣之道備矣名曰生脉以脉得氣則充失氣

氣則弱李杲謂夏月服生脈飲加黄蓍甘草名生脈保元湯令

氣充溢出更加當歸白芍名人參飲子治氣虚喘欬吐血衄血亦

虚火可補之例也

神经衰弱参耆為佳石斛虚甚大补方用

保元湯 治男婦氣虚之總方也嬰兒驚怯痘家虚者最宜

黄蓍三錢 人参二錢 甘草一錢 肉桂春夏二三分 秋冬六七分 右四

味水煎服

集註柯琴曰昔東垣以此三味能瀉火補金培土為除煩熱之聖藥

鎮小兒之驚效如桴鼓魏桂巖得之以治痘家陽虚頂陷血虚漿

清皮薄發癢難灌難歛者始終用之以為血脫須補氣陽生則陰

長有起死回生之功故名之為保元也又少佐肉桂分四時之氣而增損之謂桂能治血以推動其毒扶陽益氣以充達周身血內泣引之出表則氣從內託血外散引之歸根則氣從外護參耆非桂引導不能獨樹其功桂不得甘草和平氣血亦不能緒其條理要非寡聞淺見者能窺其萬一[illegible]四君中不用白朮避其燥不用茯苓恐其滲也用桂而不用四物者以芎之辛散歸之濕潤芍之酸寒地黄之泥滯故耳如宜升則加升柴宜燥加苓朮宜潤加當歸宜利氣加陳皮宜收加芍宜散加芎又表實去耆裏實去參中滿忌甘內熱除桂斯又當理會矣按元氣者太虛之氣也人得之

則臟于腎爲先天之氣即所謂生氣之原腎間動氣者是也生化於脾爲後天之氣即所謂水穀入胃其精氣行於臟中之營氣其悍氣行於脈外之衛氣者是也若夫合先後而言即大氣之積於胸中司呼吸通內外周流一身頃刻無間之宗氣者是也總之諸氣隨所在而得名實一元氣也保元者保守此元氣之謂是方用芪者保在外一切之氣甘草保在中一切之氣人參保上中下內外一切之氣諸氣治而元氣足矣然此湯補後天水穀之氣則有餘先生天命門之氣則不足加肉桂以鼓腎間動氣斯爲備耳

四君子湯　治面色痿白言語輕微四肢無力脈來虛弱者若內

傷虛熱或飲食難化作酸須加炮薑

人參　白朮　茯苓　甘草各二錢　加薑棗水煎服　加木香藿香葛根為七味白朮散　加陳皮為五味異功散　加陳皮半夏為六君子湯　加藿香砂仁為香砂六君子湯

四肢無力精神疲倦不食五味異功散加木瓜生穀芽治之有效

集註　張璐曰氣虛者補之以甘參朮苓草甘溫益胃有健運之功具沖和之德故為君子蓋人之一生以胃氣為本胃氣旺則五臟受蔭胃氣傷則百病叢生故凡病久虛不愈諸藥不效者惟有益胃補腎兩途故用四君子隨證加減無論寒熱補瀉先培中土使藥氣四達則周身之機運流通水穀之精微敷布何患其藥之不效

哉。是知四君子為司命之本也。　吳瑞曰：夫面色痿白，則望之而知其氣虛矣；言語輕微，則聞之而知其氣虛矣；四肢無力，則問之而知其氣虛矣；脉來虛弱，則切之而知其氣虛矣。如是則宜補氣，是方也。四藥皆甘溫，甘得中之味，溫得中之氣，猶之不偏不倚之人，故名君子。本方加木香、藿香、葛根，名七味白术散，治小兒脾虛飢熱泄瀉作渴。以木、藿之芬香，佐四君入脾，其功更捷；以葛根甘寒，直走陽明，解飢熱而除渴也。　本方加陳皮，名五味異功散，治氣虛而兼氣滯者。再加半夏，名六君子湯，治氣虛而兼痰飲者。再加砂仁、藿香，名香砂六君子湯，治氣虛而兼嘔吐者。此皆補中有

消導之意也

香砂六君子湯　治氣虛痰飲嘔吐痞悶脾胃不和變生諸證者

人參一錢　白朮二錢　茯苓二錢　甘草七分　陳皮八分

半夏一錢　砂仁八分　木香七分　右生薑二錢水煎服

集註　柯琴曰經曰壯者氣行則愈怯者著而為病蓋人在氣交之中因氣而生而生氣總以胃氣為本若脾胃一有不和則氣便著滯或痞悶噦嘔或生痰留飲因而不思飲食肌肉消瘦諸證蜂起而形消氣息矣四君子氣分之總方也人參致沖和之氣白朮培中宮茯苓清治節甘草調五臟胃氣既治病安從來然撥亂反正又

不能無為而治，必舉大行氣之品以輔之。蓋補者不至泥而不行，故加陳皮以利肺金之逆氣，半夏以疏脾土之濕氣，而痰飲可除也；加木香以行三焦之滯氣，縮砂以通脾腎之元氣，而膹鬱可開也。君得四輔，則功力倍宣；四輔奉君，則元氣大振，相得而益彰矣。

當归補血湯　治男婦血虛似白虎證，肌熱面赤，煩渴引飲，脈來洪大而虛，重按則微。

當归二錢　黄耆一兩　水煎服

集注　吴鶴皋曰：血實則身涼，血虛則身熱。或以飢困勞役虛其陰血，則陽獨治，故諸證生焉。此證純象白虎，但脈大而虛，非大而實為辨耳。內經所謂脈虛血虛是也。五味之中惟甘能補，當归味甘而厚，味厚則補血。黄耆味甘而薄，味薄則補氣。今黄耆多數倍，而云補血者，以有形之血不能自生，生於無形之氣故也。經言陽生陰長，是之謂耳。

佛手散　治妊娠胎動下血，或因傷動子死腹中，下血疼痛，口噤欲死。服此探之，不損則痛止，已損則立下。又橫生倒生，交骨不開，產後血暈，昏亂崩中，金瘡去血過多等證。　當归二兩或三兩　川芎一兩　右剉粗末合均，每服五錢，水一盞，酒半盞，煎八分，熱服，未效再服。　加敗龜版一具，頭髮一團，名開骨散。

註：命名不曰归芎而曰佛手者，謂此药治婦入胎前產後諸疾，如佛手之神妙也。當归、川芎為血分之主藥，性溫而味甘辛，以溫能

和血還能補血，辛能散血也。古人俱必以當归君川芎，或一倍或再倍者，蓋以川芎辛竄，提於升散，過則傷氣。故寇宗奭曰不可單服久服，亦此義也。然施之於氣鬱血凝而無奏效，故用以佐當归而收血病之功，使瘀去新生，血各有所归也。血既有所归，則血安其部，而諸血病愈矣。至妊娠胎動，腹傷下血，非血壅胎傷，即血亂妄下。服此以探之，血亂胎未動者，血順則痛止；血壅胎未損者，血行痛止，則胎因之而安也。已動已損者，血得順行，則胎亦因之而順下也。橫生倒生，因用力太早，或誤服催生之藥，致氣逆血亂，亦用此以調之。產後崩中，金瘡亡血昏冒，亦用此以補之。子死腹中，腹痛欲死，亦用此以逐之。以上諸病皆血病而氣不虛者也。若夫氣虛難產，產後血脫，唇面黃白，心氣煩亂，動則昏冒，若誤與此，反致力敗，則必倍加人參，速固無形之氣，以救有形之血也。至於交骨難開，加龜板、梳髮；下輸陰道寒，加薑桂；熱，加黃耆；汗，加桂枝；瘧，加荊穗。又當以意消息加減可也。

四物湯　治一切血虛血熱血燥諸證　當归　熟地各三錢　川芎一錢五分　白芍二錢，酒炒　右四味，水煎服

集註　張璐曰：四物為陰血受病之專劑，非調補真陰之的方，方書咸謂四物補陰，遂以治陰虛發熱，火炎失血等證，蒙害至今。又專事女科者，咸以此湯隨證漫加風食痰氣等藥，紛然雜出，其最可恨者，不辨

熱之虚實。寧知母黄蘗。令人久服。而腐胃上利。其有熱痛者能成。藥用之殊。不知四君子氣藥。治上下失血過多。一切血藥置而不用。獨推獨參湯童便以固其脱者。以有形之血不能速生。無形之氣所當急固也。昔人有言。見血休治血。必先調其氣。又云。四物湯不得補氣藥不能成陽生陰長之功哉。誠哉言也。然此湯傷寒表邪解後餘熱留於血分。至夜微熱不除。或合柴胡。或加桂枝。靡不應手輒效。不可没其功也。

柯琴曰。經云。心生血。肝藏血。故凡生血者。則究之於心。調血者。當求之於肝也。是方乃肝經調血之專劑。非心經生血之主方。當歸甘溫和血。川芎辛溫活血。芍藥酸寒斂血。地黄甘平補血。四物具生長收藏之用。故能使營氣安行經隧也。若血虛加參耆。血結加桃仁紅花。血閉加大黃芒硝。血寒加桂附。血熱加芩連。欲行血去芍。欲止血去芎。隨所利而行之。則又不必拘拘於四矣。若婦人數脫其血。故用以調經種子。如遇血崩血暈等證。四物不能驟補。而反助其滑脫。則又當補氣生血。助陽生陰長之理。蓋此方能補有形之血於平時。不能生無形之血於倉卒。能調陰中之血。而不能培真陰之本。為血分立法。不專為女科套劑也。王好古治婦女來論內傷外感胎前產後。隨證加二味於四物中。名曰六合。未免任意牽強。

聖愈湯　治一切失血過多。陰虧氣弱。煩熱作渴。睡臥不眠等證

四物湯加人參黃耆　一方去芍藥　右水煎服　集註柯琴曰經云陰在內陽之守也陽在外陰之使也故陽中無陰謂之孤陽陰中無陽謂之死陰朱震亨曰四物皆陰行天地閉塞之令非長養萬物者也故四物加知蘗久服便能絕孕謂嫌於無陽耳此方取參耆配四物以治陰虛血脫等證蓋陰陽互為其根陰虛則陽無所附所以煩熱燥渴氣血相為表裏血脫則氣無所歸所以睡臥不寧然陰虛無驟補之法計在培陰以藏陽血脫有生血之機必先補氣此陽生陰長血隨氣行之理也故曰陰虛則無氣無氣則死矣此方得仲景白虎加人參之義而擴

是

亢者乎前輩治陰虛用八珍十全卒不獲效者因甘草之甘不達下焦白朮之燥不利腎陰茯苓滲泄礙乎生升肉桂辛熱動其虛火此六味皆醇厚和平而滋潤服之則氣血疏通內外調和合於聖度矣

地骨皮飲　治陰虛火旺骨蒸發熱日靜夜劇者婦人熱入血室胎前發熱者　四物湯加地骨皮牡丹皮各三錢水煎服　集註

柯琴曰陰虛者陽往乘之發熱也當分三陰而治之陽邪乘入太陰脾部當補中益氣以升舉之清陽復位而火自熄也若乘入少陰腎部當六味地黃丸以對待之壯水之主而火自平也

乘入厥陰肝部當地骨皮飲以涼補之血有所藏而火自安也四物湯為肝家滋陰調血之劑加地骨皮清志中之火以安腎補其母也加牡丹皮清神中之火以涼心瀉其子也二皮涼而不潤但清肝火不傷脾胃與四物加知蘗之濕潤而苦寒者不同也故逍遥散治肝火之鬱於本藏者也木鬱達之順其性也地骨皮飲治陽邪之乘於肝藏者也客者除之勿縱寇以遺患也二方皆肝家得力之劑

犀角地黄湯　治熱傷吐衄便血婦人血崩赤淋　生犀角　生地黄　白芍　牡丹皮　右四味先用三物水煎去滓入生犀

汁熱服　註吐血之因有三曰勞傷曰努傷曰熱傷勞傷以理損為主努傷以去瘀為主熱傷以清熱為主熱傷陽絡則吐衄熱傷陰絡則下血是湯治熱傷也故用犀角清心去火之本生地涼血以生新血白芍斂血止血妄行丹皮破血以逐其瘀此方雖曰清火而實滋陰雖曰止血而實去瘀瘀去新生陰滋火熄可為探本窮源之法也若心火獨盛則加黃芩黃連以瀉熱血瘀胸痛則加大黃桃仁以逐瘀也

四生丸　治陽盛陰虛血熱妄行或吐或衄者　生地黃　生柏葉　生荷葉　生艾葉各等分　右四味搗爛為丸如雞子大

每服一丸滚湯化服　註集柯琴曰陰虛而陽無所附則火炎上焦陽盛則陽絡傷故血上溢於口鼻也凡草木之性生者涼而熟之則温熟者補而生者瀉四味皆清寒之品盡取其生者而搗爛為丸所以全其水氣不經火煮更遠於火令矣生地多膏清心腎而通血脉之源柏葉西指清肺金而調榮衛之氣艾葉芳香入脾胃而擅去瘀生新之權荷葉法震入肝家而和藏血、攝血之用五志之火既清五藏之陰安堵則陰平陽秘而血歸經矣是方也可暫用以遏妄行之熱、血如多用則反傷榮蓋血得寒則瘀血不散而新血不生也設但知清火涼血而不用歸

脾養榮等劑以善其後鮮有不綿連歲月而斃者非立法之不善妄用者之過耳

當歸六黃湯　治陰虛有火令人盜汗者　當歸　生地　熟地　黄耆　黄芩　黄連　黄蘗　右水煎服

註　寤而汗出曰自汗寐而汗出曰盜汗陰盛則陽虛不能外固故自汗陽盛則陰虛不能中守故盜汗若陰陽平和之人衛氣晝則行陽而寤夜則陰而寐陰陽既濟病安從來惟陰虛有火之人寐則衛氣行陰陰虛不能濟陽陽火因盛而爭於陰故陰液失守外走而汗出寤則衛氣復行出於表陰得以靜故汗止矣用當歸以養液

二地以滋陰令陰液得其養也用黃苓瀉上焦火黃連瀉中焦火黃蘗瀉下焦火令三火得其平也又於諸寒藥中加黃耆庸者不知以為贅品且謂陽盛者不宜抑知其妙義正在於斯耶蓋陽爭於陽汗出榮虛則衛亦隨之而虛故倍加黃耆者一以完已虛之表一以固未定之陰經曰陰平陽秘精神乃治此之謂歟集註吳琨曰雜證盜汗與傷寒盜汗不同傷寒是半表半裏之邪未盡雜證則陰虛有火而已彼以和表為主此以救陰為急故以補陰之品佐瀉火之藥明者辨之

黃耆建中湯　治虛勞裏急悸衄腹中痛夜夢失精四肢痠痛手

足煩熱咽乾口燥諸不足諸證　黄耆　膠飴　白芍　甘草　桂枝　生薑　大棗　右七味水煎服　集註喻昌曰：虛勞而至於亡血失精，津液枯槁，難爲力矣。内經於鍼砭所莫治者，調以甘藥。金匱遵之而立黄耆建中湯，急建其中氣，俾飲食增而津液旺，以至充血生精，而復其真陰之不足。但用稼穡作甘之本味，而酸辛鹹苦在所不用，蓋舍此别無良法也。然用法貴立於無過之地，不獨嘔家不可用建中之甘，即微覺氣滯，更當慮甘藥太過，令人中滿也。至大建中則大建其中之陽，小建中則小小建立之義，理中則燮理之義，治中則分治之義，補中溫中何

理中湯中各藥俱三錢者即是名曰治中湯

莫非先中州之義緣傷寒外邪逼入於內法難盡用仲景但於方首以小之一字微示其意至金匱始盡建中之義後人引伸觸類製爲樂令建中湯十四味建中湯曲暢建中之旨學者心手間所當會其大義也

雙和飲 治大病之後虛勞氣乏補血益氣不熱不冷溫而調之

白芍二錢 黃耆一錢半炙 甘草七分炙 中桂七分 當歸一錢 熟地黃一錢 川芎七分 生薑三片大棗二枚水二盞煎一盞溫服 按此湯乃李杲以黃耆建中湯減飴糖合四物之方也黃耆建中治虛勞不足是從脾胃中化生血氣此則直補陰血兼

之溫養陽氣所以減飴糖之甘加純陰之品名曰雙和也地骨皮飲其意在涼血熱故佐二皮以清之聖愈湯其意在救血脱故佐參耆以補之雙和飲其意在溫養血氣故佐耆桂炙草以溫之經曰形不足者溫之以氣是也

黄芩以葛根二味相合能退[illegible]

人參養榮湯　治脾肺俱虛發熱惡寒肢體瘦倦食少作瀉等證若氣血虛而變見諸證弗論其病其脈但用此湯諸證悉退

人參　白朮　茯苓　甘草　黄耆　陳皮　當歸　熟地

白芍　桂心　遠志　五味子　右十二味加薑三片棗二枚

水煎服

集註　柯琴曰古人治氣虛以四君子治血虛以四物血虛

病以補養良劑
一參耆營二種要
能直接健胃
能直接滋養
能興奮神經

俱虛者以八珍更加黃耆肉桂名十全大補豈乎萬舉萬當也

而用之有不獲效者蓋補氣而不用行氣之品則氣虛之甚者

幾無氣以運動補血而仍用行血之物則血虛之甚者更無血

以流行故加陳皮以行氣而補氣者悉得效其用去川芎行血

之味而補血者因以奏其功此善治者祇一加一減便能轉旋

造化之機也然氣可召而至血易虧而難成苟不有以求其血

脈之主而養之則營氣終歸不足故倍人參為君而佐以遠志

之苦先入心以安神定志使甘溫之品始得化而為血以奉生

身又心苦緩必得五味子之酸以收斂神明使營行脈中而流

於四臟名之曰養榮不必仍十全之名而收效有如此者

歸脾湯　治思慮傷脾或健忘怔忡驚悸盜汗寤而不寐或心脾作痛嗜臥少食及婦女月經不調。　人參　龍眼肉　黃耆　甘草　白朮　茯苓　木香　當歸　酸棗仁　遠志　薑三片水煎服　集註羅謙甫曰方中龍眼棗仁當歸所以補心也參耆朮苓草所以補脾也薛己加入遠志又以腎藥之通乎心者補之是兩經兼腎合治矣而特名歸脾何也夫心藏神其用為思脾藏智其出為意見神智思意火土合德者也心以經營之久而傷脾以意慮之鬱而傷則母病必傳之子子又能令母虛所必然也。其病則健忘怔忡怵惕不安之徵。見於心也。飲食倦怠。不能運輸。手足無力。耳目昏眊之證見於脾也。故脾陽苟不運。心腎必不交。彼黃婆者若不為之媒合。則已不能攝腎氣歸心。而心陰何所賴以養。此取坎填離者所以必歸之脾也。其藥一滋心陰。一養脾陽。取乎健者。以壯子益母。然恐脾鬱之久。思意不通。故少取木香之辛且散者。以暢氣醒脾。使能速通脾氣。以上行心陰。脾之所歸。正在斯耳。張璐曰。補中益氣與歸脾同出保元。益加隸朮。而有升舉胃氣滋補脾陰之不同。此方滋養心脾。鼓動少火。妙佐以木香少許。調順諸氣。暢和心脾。世醫不諳此理。反以木香性燥。不用服之。多致痞悶減食者。以其補藥多滯不能輸化故耳。

妙香散 治夢遺失精。驚悸鬱結。 山藥二兩 人參 黃耆 遠志炒 茯苓 茯神一兩 桔梗三錢 甘草炙一錢 另研麝香一錢 木香二錢五分 右為末每服二錢酒下

集註 汪昂曰 心。君火也。君火一動。相火隨之。相火寄於肝膽。腎之陰虛則精不藏。肝之陽強則氣不固。故精脫而成夢矣。山藥益陰兼能濇精。故以為君。人參黃耆用以固氣。遠志二茯用以寧神。神寧氣固則精自守其位矣。丹砂鎮心安魂。二香開鬱通竅。

桔梗載諸心藥久留膈上甘草調和諸藥交和於中是方不以瀉火圖濇立法但安神固氣使精與神氣相依而夢必精祕矣

按朱震亨云主祕藏者腎也司疏泄者肝也二藏有相火而其系上屬於心心君火也為物所感則易於動心動則相火翕然隨之雖不交會精亦暗流而滲漏矣所以聖人祇是教人收心養性其旨深矣震亨此論至當其平生精力在補陰以制相火深得內經天以陽生陰長地以陽殺陰藏之旨近世醫者惟知陽生不知陰亦能生惟知陰殺不知陽亦能殺經雖每每指出陽脫陰脫陽絶陰絶皆令人死奈志迷偏見者不回也即此一

硃砂 蓮子心
各等分擂末
沖服

證老年之人心有所動而相火衰。不能翕然隨之。雖有所夢而無所遺。由此可知震亨用黃蘗一味。少佐冰片。名清心丸。獨瀉相火。而治中年相火盛夢遺心悸者。屢用屢效也。

天王補心丹　治心血不足。神志不寧。津液枯竭。健忘怔忡。大便不利。口舌生瘡等證。

人參　酸棗仁　當歸　生地黃　麥冬　天冬　柏子仁　遠志　五味子　丹參　元參　白茯苓　桔梗

右為末煉蜜丸如椒目大白湯下

集註柯琴曰。心者主火。而所以主之者神也。火盛則神困。心藏神。補神者必補其心。補心者必清其火。而神始安。補心丹故用生地黃為君。取其下足少陰以滋水主水盛可以伏火此非補心之陽乃補心之神耳凡果核之有仁猶心之有神也清氣無如柏子仁補血無如酸棗仁以其神存耳參苓之甘以補心氣五味之酸以收心氣二冬之寒以清氣分之火心氣和而神自歸矣當歸之甘以補心血丹參之寒以生心血元參之鹹以清血中之火血足而神自藏矣更加桔梗為舟楫遠志為向導和諸藥入心而安神明以此養生則百體從令何有健忘怔忡津液乾涸舌上生瘡大便不利之虞哉

酸棗仁湯　治虛勞虛煩不得眠　酸棗仁二升　甘草一兩　知母二兩

白茯苓二兩　川芎二兩　右五味以水八升煮棗仁得六升內藥煮取三升分溫三服

集註羅謙甫曰經云肝藏魂人臥則血歸於肝又曰肝者罷極之本又曰陽氣者煩勞則張罷極必傷肝煩勞則精絕肝傷精絕則虛勞虛煩不得臥明矣棗仁酸平應少陽木化而治肝極者宜收宜補用酸棗仁至二升以生心血養肝血所謂以酸收之以酸補之是也顧肝鬱欲散散以川芎之辛散使輔棗仁通肝調營所謂以辛補之也肝急欲緩緩以甘草之甘緩使防川芎疏泄過急此所謂以土葆之也然終恐勞極則火發散陰陽旺陽分不行於陰而仍不得眠故佐知

毋崇陰水以制火茯苓利陽水以平陰將水壯而魂自寧火清而神且靜矣此治虛勞肝極之神方也

硃砂安神丸　治心神昏亂驚悸怔忡寤寐不安　硃砂另研　黃連各半兩　當歸二錢　生地黃三錢　甘草二錢　右為細末酒泡蒸餅丸如麻子大硃砂為衣每服三十丸臥時津液下　集註葉仲堅曰經云神氣舍心精神畢具又曰心者生之本神之舍也且心為君主之官主不明則精氣亂神太勞魂魄散所以寤寐不安淫邪發夢輕則驚悸怔忡重則痴忘癲狂也硃砂具光明之體色赤通心重能鎮怯寒能勝熱甘以生津抑陰火之浮游以

養上焦之元氣為安神之第一品心若熱配黃連之若寒瀉心熱也更佐甘草之甘以瀉之心主血用當歸之甘溫歸心血也更佐地黃之寒以補之心血足則肝得所藏而魂自安心熱解則肺得其職而魄自寧也

補中益氣湯　治陰虛內熱頭痛口渴表熱自汗不任風寒脈洪大心煩不安四肢困倦懶於言語無氣以動動則氣高　而喘

黃耆　人參　雲术　炙甘草　陳皮　當歸　升麻　柴胡

右八味加生薑三片大棗二枚水煎溫服

集註　柯琴曰仲景有建中理中二法風木內干中氣用甘草飴棗

培土以禦木薑桂芍藥平木而驅風故名曰建中寒水內凝於中氣用參朮甘草補土以制水佐以乾薑而生土以禦寒故名曰理中至若勞倦形衰氣少陰虛而生內熱者表證頗同外感惟李杲知其為勞倦傷脾穀氣不勝陽氣下陷陰中而發熱製補中益氣之法謂風寒外傷其形為有餘脾胃內傷其氣為不足遵內經勞者溫之損者益之之義大忌苦寒之藥選用甘溫之品升其陽以達陽春升生之全凡脾胃一虛肺氣生絕故用黃耆護皮毛而閉腠理不令自汗元氣不足懶言氣喘人參以補之炙甘草之甘以瀉心火而除煩補脾胃而生氣此三味除煩

熱之聖藥也。佐白朮以健脾，當歸以和血。氣亂於胸，清濁相干，用陳皮以理之，且以散甘藥之滯。胃中清氣下陷，用升麻、柴胡氣之輕而味之薄者，引胃氣以上騰，復其本位，便能升浮以行生長之令矣。補中之劑，得發表之品而中自安；益氣之劑，賴清氣之品而氣益培。此用藥有相須之妙。是方也，用以補脾，使地道卑而上行；亦可以補心肺，損其肺者益其氣，損其心者調其榮衛也；亦可以補肝，木鬱則達之也。惟不宜於腎，陰虛於下者不宜升，陽虛於下者更不宜升也。凡李杲治脾胃方，俱是益氣。去當歸、白朮，加蒼朮、木香，便是調中；加麥冬、五味輩，便是清暑。此正是醫不執方亦是醫必有方　趙獻可曰後天脾土非得先天之氣不行此氣因勞而下陷於太陰清不升濁氣不降故用升柴以佐參耆是方所以補益後天中之先天也凡脾胃不足喜甘而惡苦喜補而惡攻喜溫而惡寒喜通而惡滯喜升而惡降喜燥而惡濕此方得之矣　陸麗京曰此為清陽下陷者言之非為虛下而清陽不升者言之也倘人之兩尺虛微者或是腎中水竭或是命門火衰若再一升提則如大木將搖而撥其本也

升陽益胃湯　治脾胃虛怠惰嗜臥四肢不收時值秋燥令行濕

熱方退，體重節痛，口乾舌燥，飲食無味，大便不調，小便頻數，食不消，兼見肺病，灑淅惡寒，慘慘不樂，面色不和。羌活　獨活　防風　柴胡　人參　白朮　茯苓　甘草　黃耆　白芍　半夏　黃連　澤瀉　陳皮　水煎服

集註　吳琨曰：脾土虛弱，不能勝濕，故體重節痛。不能運化精微，故口乾無味。中氣既弱，傳化失宜，故大便不調，小便頻數也。灑淅惡寒，肺弱表虛也。面色不樂，陽氣不伸也。是方半夏、白朮能燥濕，茯苓、澤瀉滲之，二活、防風、柴胡能升舉清陽之氣，黃連療濕熱，陳皮平胃氣，參、耆、甘草以益胃，白芍酸收，用以和榮，而協羌活、柴胡辛散之性，蓋

古人用辛散必用酸收所以防其峻厲猶兵家之節制也人參爲補不知君於枳朴中即爲補中瀉也羌防爲散不知佐於參者中即爲補中升也近世之醫一見羌防即曰發散不可輕用亦不審佐於何藥之中皆因讀書未明不知造化別有妙理耳

升陽散火湯　治脾陰血虛胃陽氣弱春寒不去及過食冷物抑遏少陽清氣鬱於脾土之中四肢發困熱肌熱筋骨間熱表熱如火燎於肌膚捫之烙手並宜服之　升麻　葛根　獨活　羌活　白朮　人參以上各五錢　甘草三錢炙　柴胡三錢　防風二錢　甘

草蘇生　右㕮咀如麻豆大每服秤五錢水二盞煎一盞去滓大溫服無時忌寒涼之物集註吳琨曰經云少火生氣天非此火不能生物人非此火不能有生揚之則光遏之則滅今為春寒不去遏鬱陽氣飲食冷物填塞至陰以致升生之氣幾於息以故用升麻柴胡羌活獨活葛根皆辛溫氣藥以鼓動少陽生氣清陽既出上竅則濁陰自歸下竅而食物傳化自無遏之患芍藥味酸能瀉土中之木人參味甘能補中州之氣生甘草能瀉鬱火於脾從而炙之則健脾胃而和中矣李杲聖於脾胃者其治之也必主於升陽俗醫知降而不知升是撰其[illegible]

[illegible]

若氣不虛本方除人參獨活加蔥白名火鬱湯治同

火升陽湯　治飲食傷胃勞倦傷脾脾胃一虛陽氣下陷陰火乘之時值夏令當從此治　黃耆　蒼朮泔　每服五錢薑棗煎服　集註汪昂曰杲李云脾胃一傷陽氣日損脾胃之清氣下陷濁陰之火得以上乘是有秋冬而無春夏也惟以氣味薄之風藥升發陽氣以苦寒之品瀉陰中火則陰不病陽氣伸矣是方參耆朮草以補脾胃也佐羌活升柴以助陽升佐石膏芩連瀉陰火假令不能食而瘦乃本病也右關脈緩弱乃本脈也或本脈兼見弦脈本證兼見四肢滿悶淋溲便難轉筋一二證此肝之脾胃病也當加風藥以瀉肝木脈兼見洪大證兼見肌熱

煩熱面赤一二證此心之脾胃病也當加瀉心火之藥脈兼見浮澀證兼見短氣氣上喘咳痰盛皮澀一二證此肺之脾胃病也當加瀉肺及補氣之藥脈兼見沉細證兼見善欠善恐一二證此腎之脾胃病也當加瀉腎水及瀉陰火之藥所以言者欲人知百病皆從脾胃而生處方者當從此法加時令藥也

暑益氣湯　長夏濕熱蒸炎四肢困倦精神減少身熱氣高心煩便黃溺而自汗脈虛者此方主之　人參　黃耆　甘草　白术　神麯　五味子　青皮　升麻　葛根　麥冬　黄蘗　澤瀉　廣橘皮　蒼术錢半　當歸　薑三　大棗二枚去核水

煎服 集註吳琨曰暑令行於夏至長夏則兼濕令以此方兼而治之炎暑則表氣易泄兼濕則中氣不固黃耆所以實表白朮神麴甘草所以調中酷暑橫流肺金受病人參五味麥冬所以補肺斂肺清肺經所謂扶其所不勝也火盛則水衰故以黃蘗澤瀉滋其化源津液亡則口渴故以當歸乾葛生其胃液清氣不升升麻可升濁氣不降二皮可理蒼朮之用為兼長夏之濕也 程應旄曰人知清暑我兼益氣以暑傷氣也益氣不獨金能敵火凡氣之上騰而為津為液者回下即為腎中之水氣足火淫自却也

清燥湯　治痿厥之病腰以下痿軟不能動行走不正兩足攲側

黃連　黃蘗酒炒　柴胡以上各一分　麥冬　當歸身生地　豬苓　炙甘草　神麯以上各二分　人參　白茯苓　升麻以上各三分　橘皮　白朮　澤瀉以上各五分　蒼朮一錢　黃耆一錢五分　五味子九枚　右以咀如麻豆大水二盞半煎一盞去滓空心溫服　註　清暑益氣湯與此方均治濕暑之劑清暑益氣湯治暑盛於濕暑傷氣所以四肢困倦精神減少煩渴身熱自汗脈虛故以補氣為主清暑為兼少佐去濕之品從令氣也此方治濕盛於暑濕傷形所以李杲曰六七月之間濕令大行子能令母實濕助熱旺而刑燥金絕其寒

水由化之源，源絕則骨痿，痿厥之病作矣。故以清暑變為清燥，彼濕熱利濕之藥，從邪氣也。是方即清暑益氣湯去葛根者，以無暑外侵之邪熱也。加二苓者，專去濕；加黄連、生地，專瀉熱也。二苓佐二朮，利水燥濕之力倍；連、地佐黄蘗，救金生水之功多。中氣益則陰火息而肺清矣，濕熱除則燥金肅而水生矣。肺清水生，則濕熱痿厥之病未有不愈者也。但此方藥味性偏滲濕，皆施之於陰虛水竭、髓枯骨痿，或非濕熱為病者，反劫津液，其病愈甚，則誤治矣。

白朮附子湯　治寒中腹脹滿，作涎，作清涕，或多溺，足下痛，不能

一　書

任身倦怠骨節無力善睡濕丸多冷時作瀉陰痛或妄思惚

恍夢亡人腰背　脾眼淡黃蒼瘦　白朮　附子炮去皮臍　蒼朮　陳

皮　厚朴薑製　半夏湯泡　茯苓　豬苓去皮　澤瀉　肉桂去皮

右剉如麻豆大　每服半兩水三盞薑三片同煎至一盞去滓食

前溫服量虛實加減多少　註李杲云脾胃之證有熱中有寒中

熱中者是火乘土位之病則當上舉清陽下消陰火故用補中

益氣湯升陽等湯寒中者水反侮土之病則當下伐水邪

中燥脾濕故用二苓朮澤蒼陳朴夏更用桂附壯陽勝寒流通

血脈寒中之病自可愈也　按李杲製此方施之於脾胃寒濕內

或脹滿多溺泄瀉外感足軟腰脊痠痛而氣不虛者宜灸若其人中氣已虛內外寒濕又感水來侮土者總不若理中湯加附子蒼朮茯苓為愈也

葛花解酲湯　治酒客病　蓮花青皮三分去穰　木香五分　橘皮去白　白茯苓　人參　豬苓以上各一錢五分　神麴炒　澤瀉　乾薑　白朮以上各二錢　白豆蔻仁　葛花　砂仁以上各五錢　右為細末和勻每服三錢白湯調下但得微汗酒病去矣不可恃此過飲頻服取汗損人天年

按酒為水穀精液所化體濕性熱少飲則能調和氣血流暢陰陽內助中氣捍禦邪若過飲無度輕則傷人脾胃重則損人神

氣所以酒困之人昏暈煩亂，乾嘔惡心，飲食即吐，而體瘦軟身熱，頭疼嘈雜吞酸，胸膈痞塞，口燥舌乾，手足顫搖，心神恍惚，不思飲食，小便澤濁，大便溏濕，此皆濕熱傷形與氣也。故李杲曰：酒病者往往以大熱大寒下之者，是無形元氣受病，反下有形陰血，乖誤甚矣。以大熱則傷陰，大寒則傷胃，元氣消亡，七神無依，折人壽命，不然則虛損之病成矣。故製此方，君葛花，佐以辛香之品；用神麯，佐以快氣之品；用苓澤，佐以甘溫之品。服後取汗，是謂外解肌肉，內瀉陽明，令上下內外分消其患，使胃中穢濁皆變[illegible]為清化，泰然和矣。

平胃散　治濕淫於內脾胃不能尅制有積飲痞膈中滿者　蒼朮五觔米泔浸七日　陳皮去白　厚朴薑汁炒各三觔　甘草三十兩炙　右為末每服二錢薑湯下日三服或水煎每服五錢　彙註柯琴曰內經以土運太過曰敦阜其病腹滿不及曰卑監其病留滿痞塞張仲景製三承氣湯調胃土之敦阜李杲製平胃散平胃土之卑監培其卑者而使之平非削平之謂猶溫膽湯用涼劑溫緩而使之和非用溫之謂後之註本草者曰敦阜之土宜蒼朮以平之卑監之土宜白朮以培之若以濕土為敦阜將以燥土為卑監耶不審敦阜屬燥卑監屬濕之義因不知平胃之理矣二朮苦甘皆燥

濕健脾之用脾燥則不滯所以能健運而得其平第二朮白者柔而緩蒼者猛而悍此取其長於發汗迅於除濕故以蒼朮為君耳不得以白補赤瀉之說為二朮拘也厚朴色赤苦溫能助少火以生氣故以為佐濕因於氣之不行氣行則愈故更以陳皮佐之甘先入脾脾得補而健運故以炙甘草為使名曰平胃實調劑脾氣之劑與張潔古取金匱之枳朮湯以為九枳實之峻重於厚朴且無甘草以和之雖倍白朮而消伐過於此方昧者以朮為補而久服之不思枳實峻削而不宜多服也

枳朮丸

治胃虛濕熱飲食壅滯心下痞悶　白朮二兩土炒　枳實一兩麩炒

右為細末，荷葉煨陳米飯為丸，如椒目大，白湯下。謹按：李杲曰：白朮苦甘溫，其苦味除胃中之濕熱，其甘溫補脾家之元氣，多於枳實一倍。枳實味苦溫，泄心下痞悶，消胃中所傷。此藥下胃，所傷不能即去，須一二時許，食乃消化。先補虛而後化所傷，則不峻厲矣。荷葉狀如仰盂，於卦為震，正少陽甲膽之氣。飲食入胃，營氣上行，即此氣也。取之以生胃氣，更以煨飯和藥，與朮協力滋養穀氣，乃補脾胃，其利大矣。若用峻厲之藥下之，傳變諸證，不可勝數。

資生丸　治婦人妊娠三月，脾虛嘔吐，或胎滑不固。兼丈夫調中養胃飢能使飽飽能使飢神妙難道　人參三兩　茯苓二兩　雲术二兩　山藥二兩　薏苡仁兩半　蓮肉二兩　芡實兩半　甘草一兩　陳皮二兩　麥糵二兩　神麴二兩　白荳蔻八錢　桔梗一兩　藿香二兩　川黃連四錢　砂仁兩半　白扁豆兩半　山查兩半　右十八味為細末煉蜜丸彈子大每服二丸米飲下

集註　羅謙輔曰此方始於繆仲醇以治妊娠脾虛及胎滑蓋胎資始於足少陰資生於足陽明故陽明為胎生之本一有不足則元氣不足以養胎又不足以自養故當三月正陽明養胎之候而見嘔逆又其甚者或三月或五月而墮此皆陽明氣虛不能固耳古方安胎類用芎

歸不知此正不免於滑是方以蒼朮茯草蓮芡山藥扁豆薏苡之甘平以補脾元陳皮楂麴砂蔻藿桔之香辛以調胃氣其有濕熱以黃連清之濕去既無參苓白朮散之補滯又無香砂枳朮丸之燥消能補能運臻於至和於以圖始永無滑墜丈夫服土調中養胃之資生信不虛矣

一六味地黃丸　治腎精不足虛火炎上腰膝痿軟骨熱痠痛小便淋秘足跟痛或不禁遺精夢洩水泛為痰自汗盜汗亡血消渴頭目眩暈耳聾齒搖尺脈虛大者　熟地黃八兩　山茱萸四兩　白茯苓三兩　乾山藥四兩　牡丹皮三兩　澤瀉三兩　右為末煉蜜

丸如桐子大空心淡鹽湯下　集註柯琴曰腎虛不能藏精坎宮之火無所附而妄行下無以奉肝木升生之令土絕其肺金生化之源地黃禀甘寒之性製熟則味厚是精不足者補之以味也用以大滋腎陰填精補髓壯水之主以澤瀉為使世或惡其瀉腎而去之不知一陰一陽者天地之道一開一闔者動靜之機精者屬癸陰水也靜而不走為腎之體溺者屬壬陽水也動而不居為腎之用是以腎主五液若陰水不守則真水不足陽水不流則邪水泛行故君地黃以密封蟄之本即佐澤瀉以疏水道之滯也然腎虛不補其母不導其上源亦無以固封蟄之

用山藥涼補以培癸水之上源茯苓滲以導壬水之上源加以茱萸之酸温藉以收少陽之火以滋厥陰之液丹皮辛寒以清少陰之火還以奉少陽之氣也滋化源奉生氣天癸居其所矣雖水制火特其一端耳若五行皆一惟火有二君火相火也君火為心經之火君主一身之火也相火為腎中之火宣布一身之火也使君火無相火則不能宣布諸火以奉生身之本相火無君火則不能君主諸火以制其妄行之災故李杲立內傷勞倦火乘土位之論以心火有餘用升陽氣瀉陰火硃砂安神等藥而未及心火之不足者以前人已有歸脾養心等方也震

專立陽常有餘陰常不足之論以腎火有餘用補陰補天等藥而未及腎火之不足者以前人已有腎氣桂附地黃湯丸也依本方加附子肉桂名桂附地黃丸治兩尺脈弱相火不足虛羸少氣王冰所謂益火之原以消陰翳者是也加黃蘗知母名知蘗地黃丸治兩尺脈旺陰虛火動午熱骨痿王冰所謂壯水之主以制陽光者是也經云陰平陽秘精神乃治若陰陽偏勝則疾病叢生矣腎取象乎坎陽藏於陰之藏也不獨陰盛陰衰陽没其陰而不敢附即陰衰陽盛陰難藏陽亦無可依雖同為火不歸原而其為病則異也故於腎藥中加桂附壯陽勝陰使陽

其腎濁氣逆於少腹阻遏膀胱之氣化小便不能通利故用之溫養下焦以收腎氣也其短氣有微飲者飲亦陰類阻其胸中之陽自致短氣故用之引飲下出以安胸中也消渴飲水一斗小便亦一斗此腎氣不能攝水小便恣出源泉有立竭之勢故急用以逆折其水也夫腎水下趨之消證腎氣不上升之渴證非用是以蟄護封藏蒸動水氣舍此曷從治哉後人謂八味丸為治消渴之聖藥得其旨矣

柯琴曰命門之火乃水中之陽夫水體本靜而川流

不息者氣之動火之用也非指有形者言也然火少則生氣火壯則食氣故火不可亢亦不可衰所云火生土者即腎家之少火遊行其間以息相吹耳若命之火此腎氣丸納桂附於滋陰劑中十劑之一意不在補火而在微微生火即生腎氣也故不曰溫腎而名腎氣斯知腎以氣為主腎得氣而土自生也且形不足者溫之以氣則脾胃因虛寒而致病者若因瘥耶虛火不歸其原者亦納之而歸封蟄之本矣崔氏加減八味丸以五味之酸收易附子之辛熱腎虛而寒

瘀於脾臟腫脹不非此三經也然其治法有内外上下虚實不可不辨也在外麻黄越婢湯小青龍湯證也在内則脹十棗丸神祐丸證也在上則喘葶藶大棗瀉肺湯證目葶藶大黄丸也在下小便閉沉香琥珀丸疏鑿飲子證也此皆治實之法若夫虚者實脾飲此方方證也　張介賓用地黄山藥丹皮以養陰中之真水山萸桂附以化陰中之真氣茯苓澤瀉車前牛七以利陰中之滯能使氣化於精即所以治肺也補火生土即所以治脾也壯水利水即所以治腎也補而

不滯利而不伐治虛水方更無有出其右者然當因此擴充隨證加減若其人因大病之後脾氣大虛而病水脹者服此雖無所礙終不見效每熟計之脾氣大傷誠非腎藥之所能治專用理中湯一兩加茯苓一兩命火衰者加附子二兩足冷加肉桂腹脹甚者加厚朴三大劑而足脛漸消十餘劑而腹脹退凡治中年之後脾腎虛寒者悉用此法蓋氣虛者不可復行氣腎虛者不可專利水溫補即所以化氣塞因塞用之妙顧在用之者何如耳古法治腫

不用補劑而用去水等藥微則分利甚則推逐如五苓散五淋散五皮飲導水茯苓湯之類皆所以利水也如舟車神祐丸濬川散禹功散十棗湯之類皆所以逐水也但察其果係實邪則此等治法仍煮萬廢也

大補陰丸 治陰虛火旺肺痿咳血骨蒸盜汗虛勞之證 黃蘗鹽酒炒 知母鹽水炒各四兩 熟地酒蒸 敗龜板酥炙各六兩 猪脊髓和煉蜜為水丸日乾每服三錢淡鹽湯下 註 朱震亨云陰常不足陽常有餘宜常

養其陰陰與齊則水能制火斯無病矣今時之人過慾者多精血既虧相火必旺真陰愈竭孤陽妄行而勞瘵潮熱盗汗骨蒸欬嗽咯血吐血等証悉作所以世人火旺致此病者十之八九火衰成此疾者百無二三丹溪立言發明先聖千載未發之旨其功偉哉是方能驟補真陰承制相火較之六味功效尤捷蓋因此時以六味補水水不能遽生以生脈保金金不免猶燥惟急以黄蘗之苦以堅腎則能制龍家之火繼以知母之清以涼肺則能

亡被傷之金若不顧其本即使病去猶恐復來故又以熟地龜板大補其陰是謂培其本清其源矣無有是證若食之使瀉則爲胃虛不可輕用

封髓丹　治夢遺失精及與鬼交　黃蘗　砂仁　甘草　右蜜爲丸每服三錢

集註趙羽皇曰經云腎者主水受五臟六府之精而藏之又曰腎者主蟄封藏之本精之處也蓋腎爲堅藏多虛少實因肝木爲子偏喜疏泄母氣厥陰之火一動精即隨之外溢況肝又藏魂神魂不攝宜其夜卧鬼交

精泄之證作矣。封髓丹為固精之要藥，方用黄蘖為君，以其性味苦寒，又能堅腎，腎職恃堅，則陀水不寔其泛溢；寒能清肅，則龍火不至於奮揚，水火交攝，精有不安其位者乎？佐以甘草，以甘能緩急，瀉諸火與肝火之內擾，且能使水土合為一家，以妙封藏之固。若縮砂者，以其味辛性溫，善能入腎，腎之所惡在燥，而潤之者惟辛，縮砂通三焦，達津液，能內五藏六府之精而歸於腎，腎家之氣內，腎中之髓自藏矣。此有取於封髓之意也。

人參補脾，俾脾胃化生水精，又以藥有天地人之名，而補分在上中下之分，使天地人信有贊參，參居中，故曰三才也。

汪昂曰：此方加天冬、地黄、太參，名三才封髓丹。用天冬補肺以生水，地黄補腎以益精。用喻昌曰：加黄蘗以入腎滋陰，砂仁以入脾行滯，甘草以少變天冬、黄蘗之苦，俾合人參建立中氣，以伸參兩之權，殊非好爲增益成方之比也。

虎潛丸　治腎陰不足，筋骨痿軟，不能步履。

龜板　黄蘗各鹽酒炒　知母　熟地各三兩　牛膝三兩五錢　芍藥一兩五錢　鎖陽一兩　虎骨一兩　當归一兩　陳皮七錢五分　右爲末，煮羯羊肉搗爲丸，桐子大，淡鹽湯下。

集注　曰：腎爲作強之官，有精血以爲之強也，筋若腎虚精枯

未大[illegible]論[illegible]治學
於枝經有明文以方最
為合度以人以滋補說
痿則相反矣痿有風
痹濕風寒外邪者此
方又非所宜

而血亦隨之精血交敗濕熱風毒遂成而襲焉此不能步
履腰痠筋縮之證作矣且腎兼水火火勝爍陰濕熱相
搏筋骨不用宜也方用黃蘖清陰中之火燥骨間之濕
且苦能堅腎為治痿要藥故以為君虎骨去風毒健筋
骨為臣因高源之水不下母虛而子亦虛肝藏之血不歸
子病而母愈病故用知母清肺源歸芍養肝血使歸於
腎龜稟天下之陰獨厚茲而不吐使之坐鎮此方更以熟
地牛膝鎖陽羊肉群隊補水之品使精血交補若陳皮者
疎血行氣茲又有氣化血行之妙其為筋骨壯盛有力如

虎也必矣　道經云虎向水中生以斯為潛之義焉夫是以名之曰虎潛丸　葉仲堅曰痿原雖分五藏然其本在腎其標在肺內經云五藏因肺熱葉焦發為痿躄是又曰陽氣伐水不勝火則骨痿髓虛故足不任身骨痿者生於大熱也若視為虛寒而投以桂附多致不救是以方用虎名者虎於獸中稟金氣之至剛風生一嘯特為肺金取象焉其潛之云為金從水養母隱子胎故生金者必麗水意在納氣歸腎也龜應北方之象稟陰最厚首常向腹善通任脈能大補真陰深得夫潛之意

者黄蘗味厚為陰中之陰專補腎膀胱之陰不足能使足
膝中氣力涌出故痿蹷必用二者為君一以固本一以治
標恐奇之不去則偶之也熟地稟太陰之精用以佐色
柢知母清太陰之氣用以佐黄蘗牛膝入肝舒筋歸肾
佐之肝血有歸陳皮疏之氣血以流骨正筋柔無患
熱則生風逐留關節用虎骨斷腰膝之熊陰弱陽不能
發生佐鎖陽以濡之羊肉為丸補之以味鹽湯下
急於人腎斯骨滑之為義

醫宜通變論